60歳からは

を

5種類以下に減らして
ボケない脳
になる!

秋下雅弘 Akishita Masahiro

PHP

はじめに

近年、人々の薬に対する考え方は、「もらう薬は少ないほうがよい」「不要な薬は飲まないほうがよい」という方向へ変わりつつあるようです。薬というのは、どのようなものであっても何かしらの副作用はつきものですから、患者さんの側がこのような意識をもたれるようになってきているのは歓迎すべきことです。

しかしながら、私が専門とする高齢者医療の現場では、残念ながらまだまだ多くの種類の薬が処方されているのが現状です。そのため多剤併用による有害な事象が生じていて、いかに高齢者が薬漬けにならないようにするか、減薬を進めていくかが医療の場での引き続きの課題になっています。

本書は、ともすれば薬の種類が増えてしまう状況に備えて、「多剤になることの影響」「飲むのに注意を要する薬の種類」「薬を減らす生活の仕方」の3つのパートに分けて、薬との上手な付き合い方を紹介しています。

服用に注意が必要な「高齢者」とは75歳以上の高齢世代の方ですが、ご自身がこの世代に入っている方はもちろん、高齢のご家族を介護されている方、生活習慣病が増えていく50代後半から60代の方にも参考にしてもらえるように内容をまとめました。

たくさんの薬を服用することの弊害は、さまざまな副作用が出やすくなるだけでなく、脳の認知機能にも少なからず影響を及ぼしてしまう点にあります。

「脳を守る」という観点からも、ぜひ「薬をもらえば治る」「病院に行けば薬を出してもらえる」といった考え方を改めて、必要のない薬はもらわない生活、減薬につながる生活の仕方を意識して、薬と賢く付き合っていっていただきたいと思います。

本書が、そのためのひとつの指針となれたら大変うれしく思います。

秋下雅弘

60歳からは薬を5種類以下に減らしてボケない脳になる！　目次

PART 1

年齢とともに変わる薬の効き方

PART 2

脳を守るために見直したい「薬との付き合い方」

PART 3

今日から始める減薬生活

※本書で紹介する薬は一般名で表記しています。

装幀　喜來詩織（エントツ）
イラスト　渡邉美里
編集協力　八木沢由香
本文組版　朝日メディアインターナショナル株式会社

PART 1

年齢とともに変わる薬の効き方

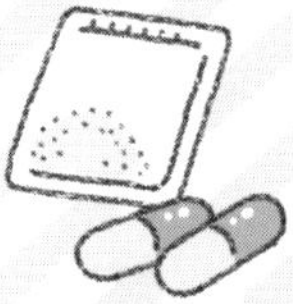

年齢を重ねるごとに増えていく薬

◆高齢者の4人にひとりが7種類以上の薬を服用

身体の不調に悩まされたり、病気になったりしたとき、薬による治療は大きな効果をもたらしてくれます。薬の服用は、病態の改善や健康を取り戻すための大事な治療法のひとつといっても言い過ぎではありません。

一方で薬には、使い方を間違ったり、飲み方に問題があったりすると、副作用を引き起こしたり、病態をかえって悪化させかねないなど、怖い面もあります。

シニア世代の薬との付き合い方ではとくに、年齢を重ねるにつれて複数の持病がある人が増え、それに合わせて処方される薬の種類や量がどんどん増えていくという問題も出てきます。皆さんの中にも、「いつの間にか薬の種類が増えていき、気がついたら10種類以上も飲んでいた」などという方がいらっしゃるのではないでしょうか。

実際、厚生労働省の調査による「同一の保険薬局で出された薬剤種類数（社会医療

年齢階級・薬剤種類数階層別の件数の構成割合（令和2年審査分）

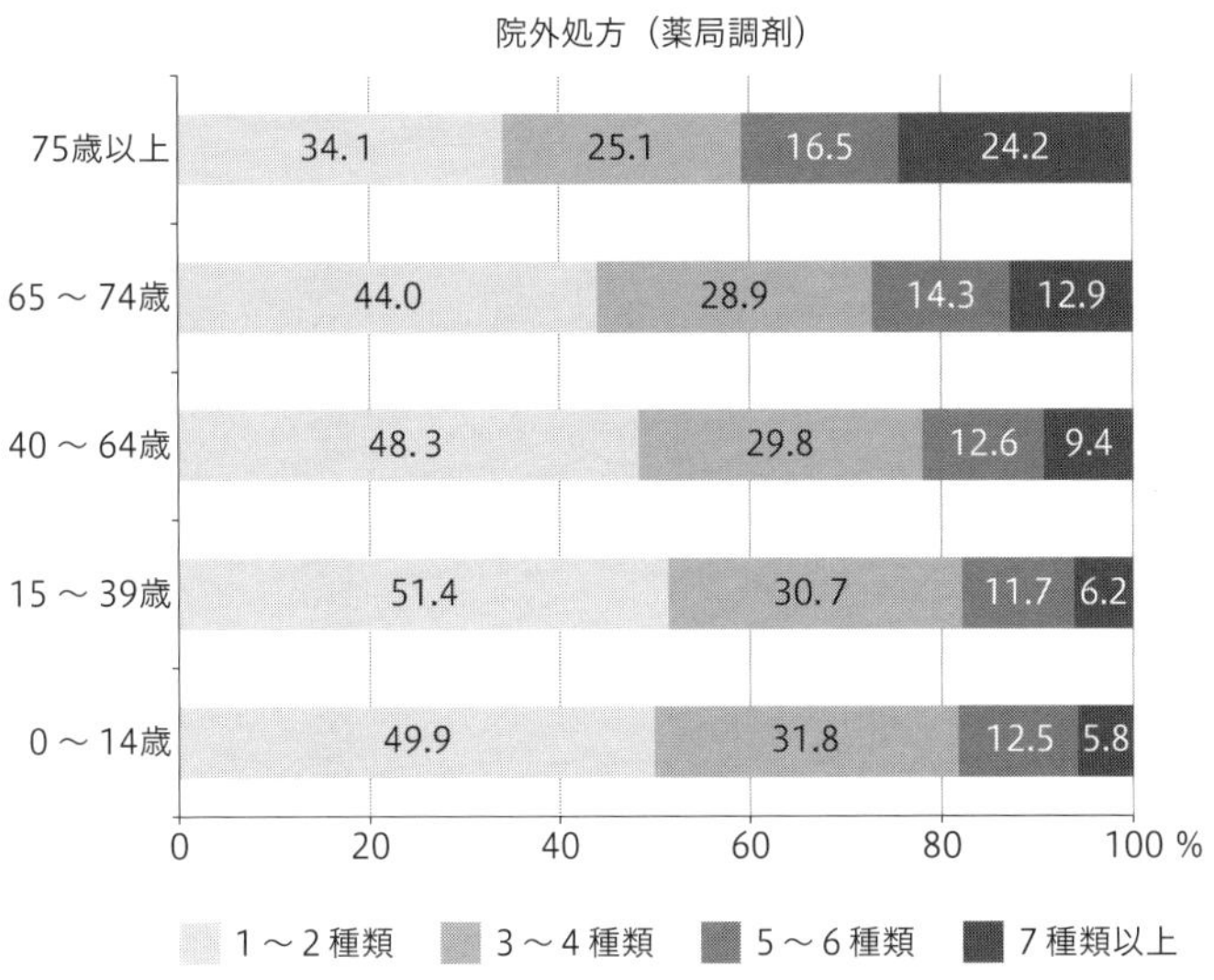

診療行為別統計）」を見ると、年齢が上がるにつれて種類数が増えていくことがわかります。

なかでも目立つのは、75歳以上になると、7種類以上の薬を処方されている割合がグッと増え、65～74歳の方の約2倍になっている点です。24・2％という数字を人数に換算すると、じつに75歳以上の方の約4人にひとりが、7種類以上の薬を飲んでいることになるのです。

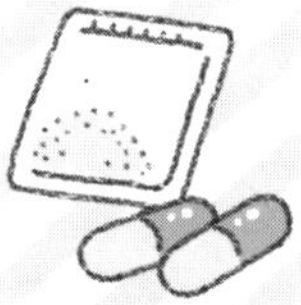

70代後半からは「多剤併用の害」が起こりやすい

◆複数の病気の発症、身体機能の低下が薬を増やす

高齢になったら、薬の種類が増えてしまうのは仕方ないと思われるかもしれません。確かに年齢が上がるほど高血圧や高コレステロールを指摘されることが多くなり、生活習慣病を発症したり、不眠に悩まされたりと、いくつもの病気や不調が重なりやすくなっていきます。

さらに高齢になると、多病に加えて「老年症候群」と呼ばれる高齢者特有の身体機能の低下も起こってくるようになります。

不調や病気が増えてそれらが多層的に重なっていくほど、処方される薬の種類も量も増えていきますから、「多剤併用」は常態化しやすくなります。75歳以上になると、服用薬が7種類以上になっていく人の割合が多くなるのには、こうした多病と身体機能の低下が大きく関係しているといってよいでしょう。

老年症候群のさまざまな症状

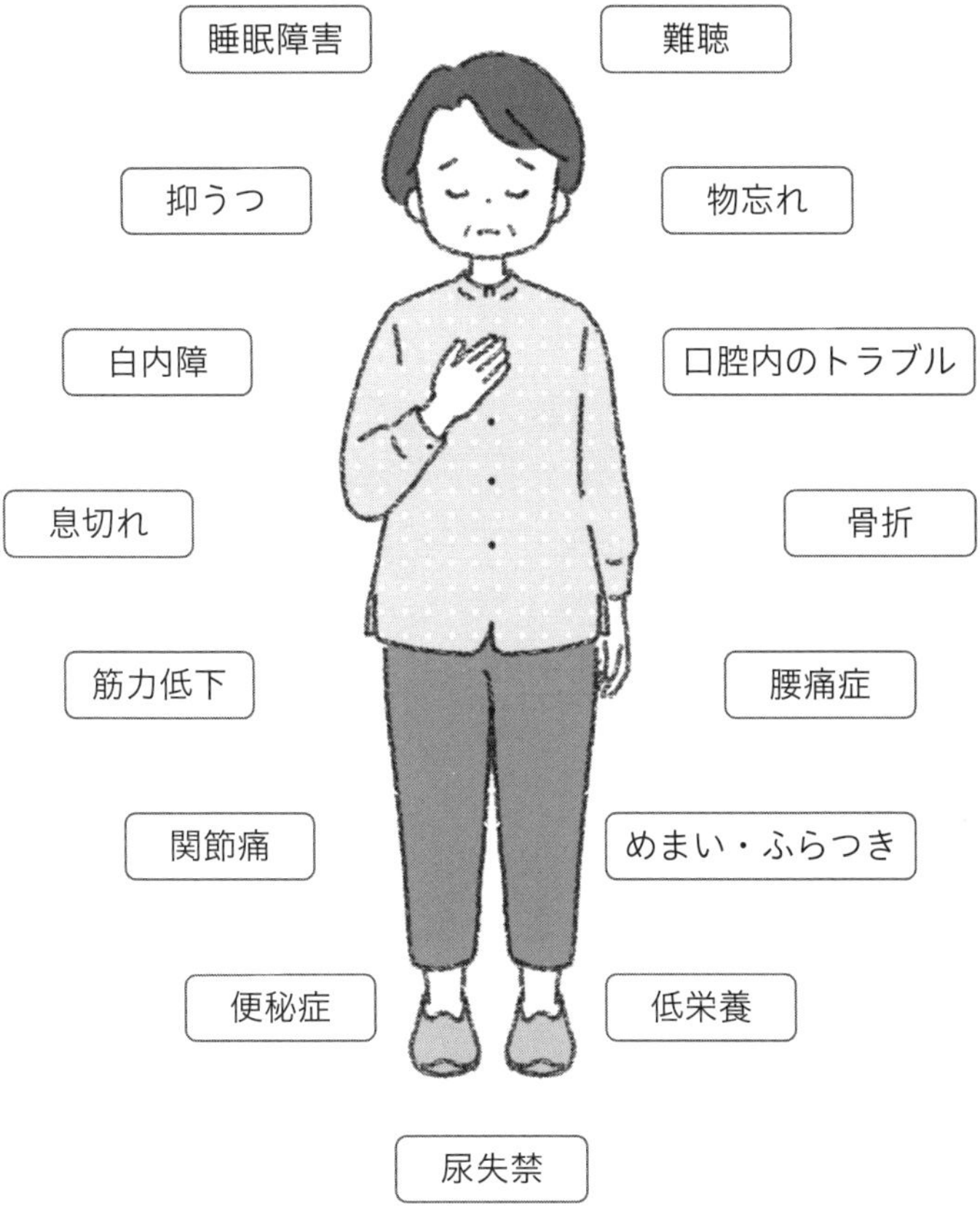

◇その症状は薬による副作用かも？

ところで皆さんは「ポリファーマシー」という言葉を聞いたことはあるでしょうか。

日本語では「多剤併用」と訳されることが多いのですが、医学の世界では、単に服用する薬の種類や量が多いこと（多剤併用）だけを言うのではなく、複数の薬を飲むことによって引き起こされる薬物有害事象全体を指して、ポリファーマシーと称しています。

わかりやすく言えば、たくさんの種類の薬を飲むことによって起きる副作用が「ポリファーマシー」ということです。

副作用のリスクは、年齢が上がるほど増していくことも明らかになっています。次ページのグラフを見てください。これは東大病院の老年病科に入院された患者さんを対象に調べたデータですが、後期高齢者となる75歳から、副作用の出現率が跳ね上がっていることがおわかりいただけるでしょう。この傾向は海外の調査でも同様です。高齢者に起こりやすいポリファーマシーには「ふらつき・転倒」「物忘れ」「うつ」「せん妄《もう》」「食欲低下」「便秘」「排尿障害」などがあり、老年症候群の症状と重な

入院症例における年齢別、薬物有害事象の出現頻度
（東大病院老年病科 1995～1998）

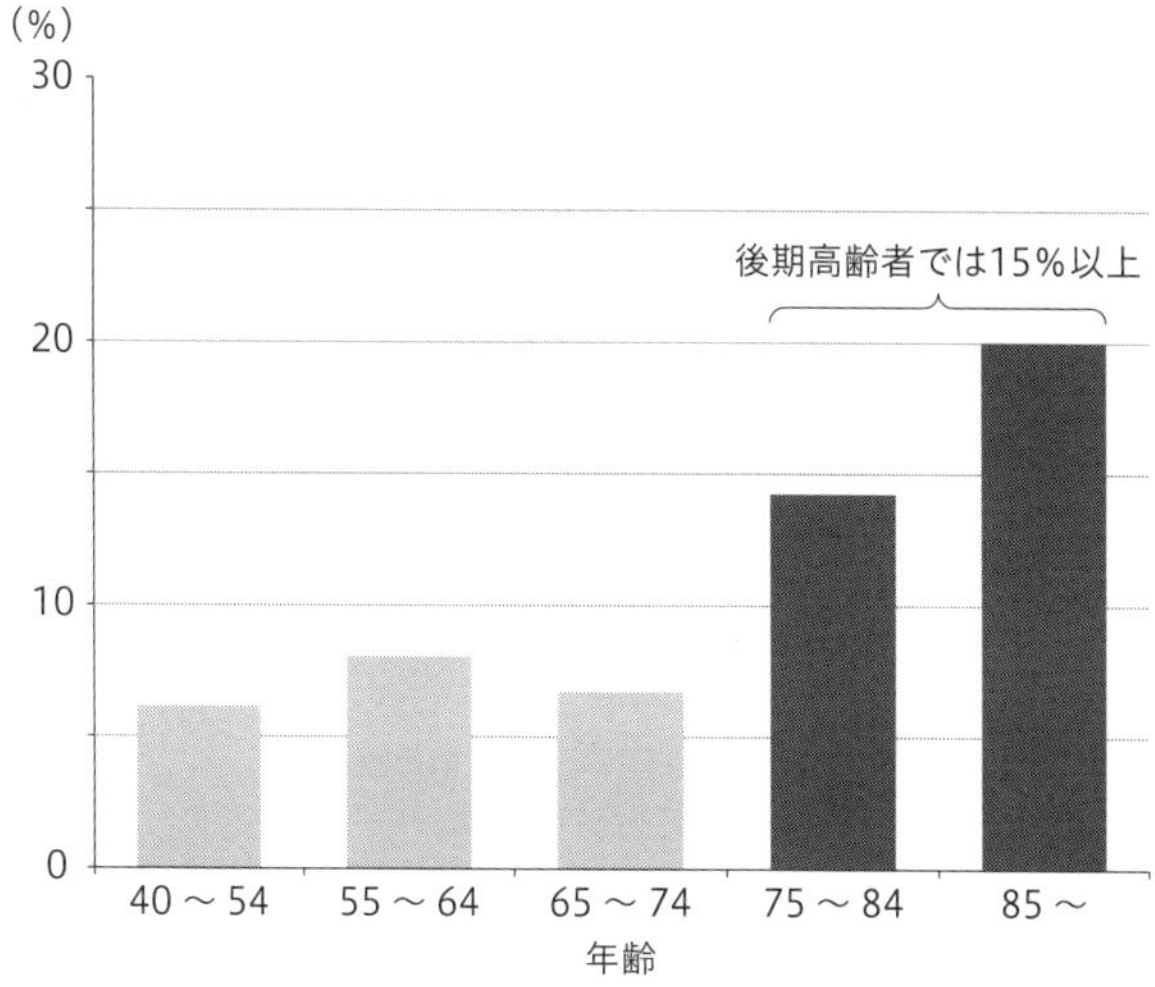

（鳥羽研二ほか：日老医誌1999）

るものも少なくありません。そのため年齢的な機能低下、あるいは病気から来る症状と捉えられて、薬の副作用であることに気づきにくい、あるいは気づかれにくいという難点があります。

70代半ばを過ぎてから、前述のような症状がひどくなった、出現するようになった場合、病気や加齢症状から来るものだけではなく、服用している薬も関係している可能性があることをぜひ知っておいていただきたいと思います。

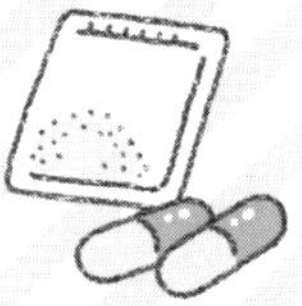

5種類と6種類の間にリスクの境界線がある

ポリファーマシーが起こる仕組み

高齢になるほど薬の種類や量が増えていってしまう原因のひとつには、病気や不調ごとに診てもらっている医療機関やクリニックが異なるなど、受診が複数の医療機関にまたがっている点が挙げられます。

たとえば83歳のM子さんは、近所のAクリニックで長らく降圧剤と骨粗しょう症薬、胃薬を出してもらっていました。やがて心臓に軽い異変を感じてB総合病院の循環器科を受診し、そこで狭心症を抑える薬と利尿剤が追加され、喘息《ぜんそく》も出るようになったことで、呼吸器内科で処方された気管支拡張薬も増えました。

便秘や頻尿にも悩まされるようになり、泌尿器専門のCクリニックで便通をよくする薬と膀胱の過剰な収縮を抑える薬を出してもらい、その後パーキンソン病を発症し、D大学病院の脳神経内科でパーキンソン病治療薬も処方されています。

多病による複数医療機関・診療科の受診

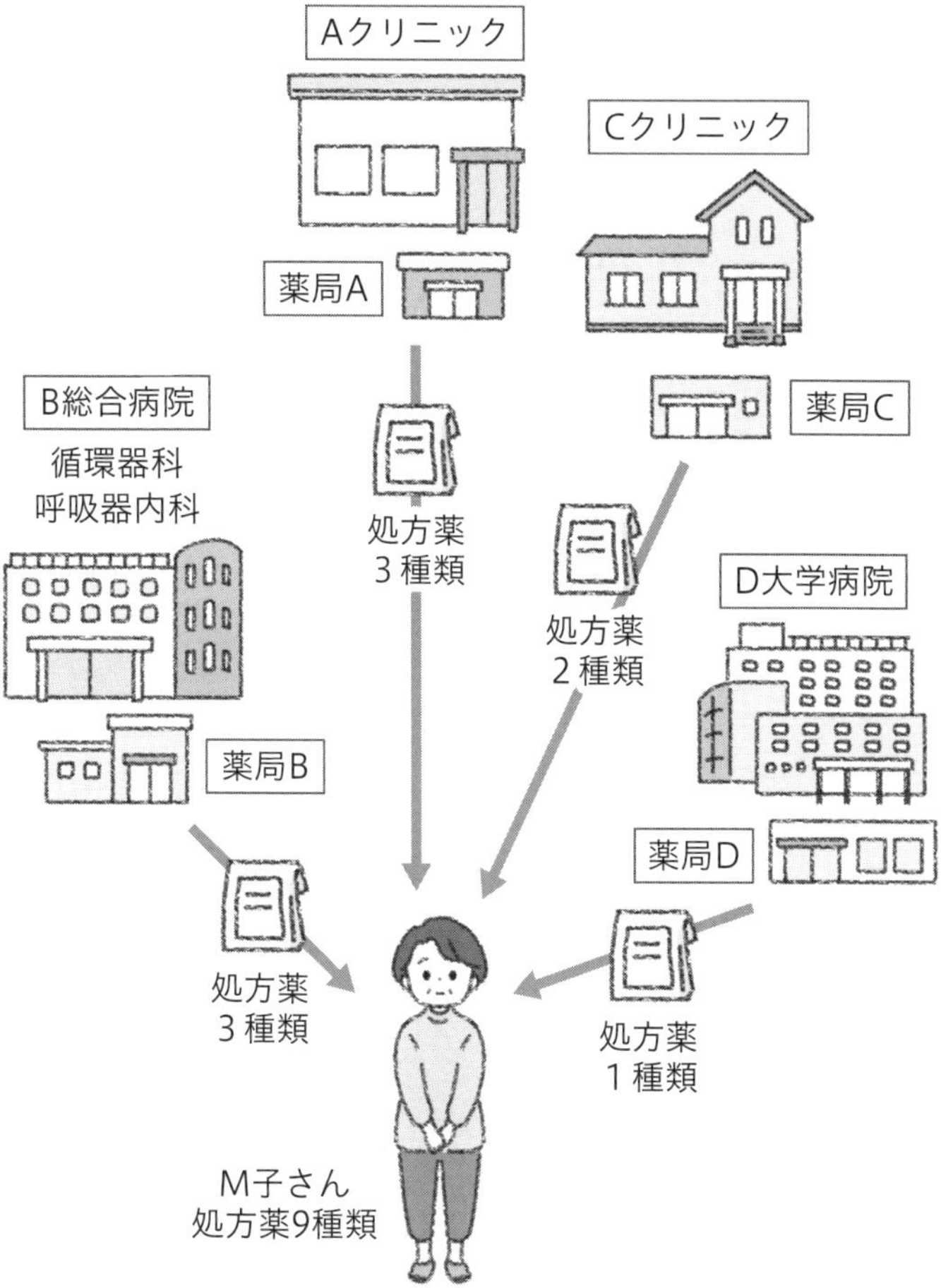

ポリファーマシーに関連した問題の発生

- 薬物有害事象
- 服薬アドヒアランス低下など

M子さんの場合、4か所の医療機関から計9種類の薬が出されているわけですが、高齢になると、多病から複数の医療機関や診療科にかかって、それぞれから数種類の薬を処方してもらっているケースは珍しくありません。

このように新たな病状が加わるたびに新たな医療機関や診療科を受診し、受診先が複数になるにつれ、足し算的に薬は増えていきます。処方されている薬の全体像も把握しにくくなり、その結果、飲まなくてもよかったかもしれない薬が処方されていたり、似たような作用をもつ薬が重複して出されていたりして、副作用のリスクが生じる可能性が高まってしまうのです。

望ましいのは5種類以下に留めること

では具体的に、薬がどのくらい増えると副作用が起こりやすくなるのでしょうか。この点に関しては、個人差や何の薬を飲んでいるかによっても変わってくるものの、目安はあります。東大病院の老年病科で薬剤数と薬物有害事象の発生率を調べたところ、薬が6種類以上になると、ポリファーマシーの発現が増えることがわかりました。

多剤処方と薬物有害事象および転倒の発生リスク

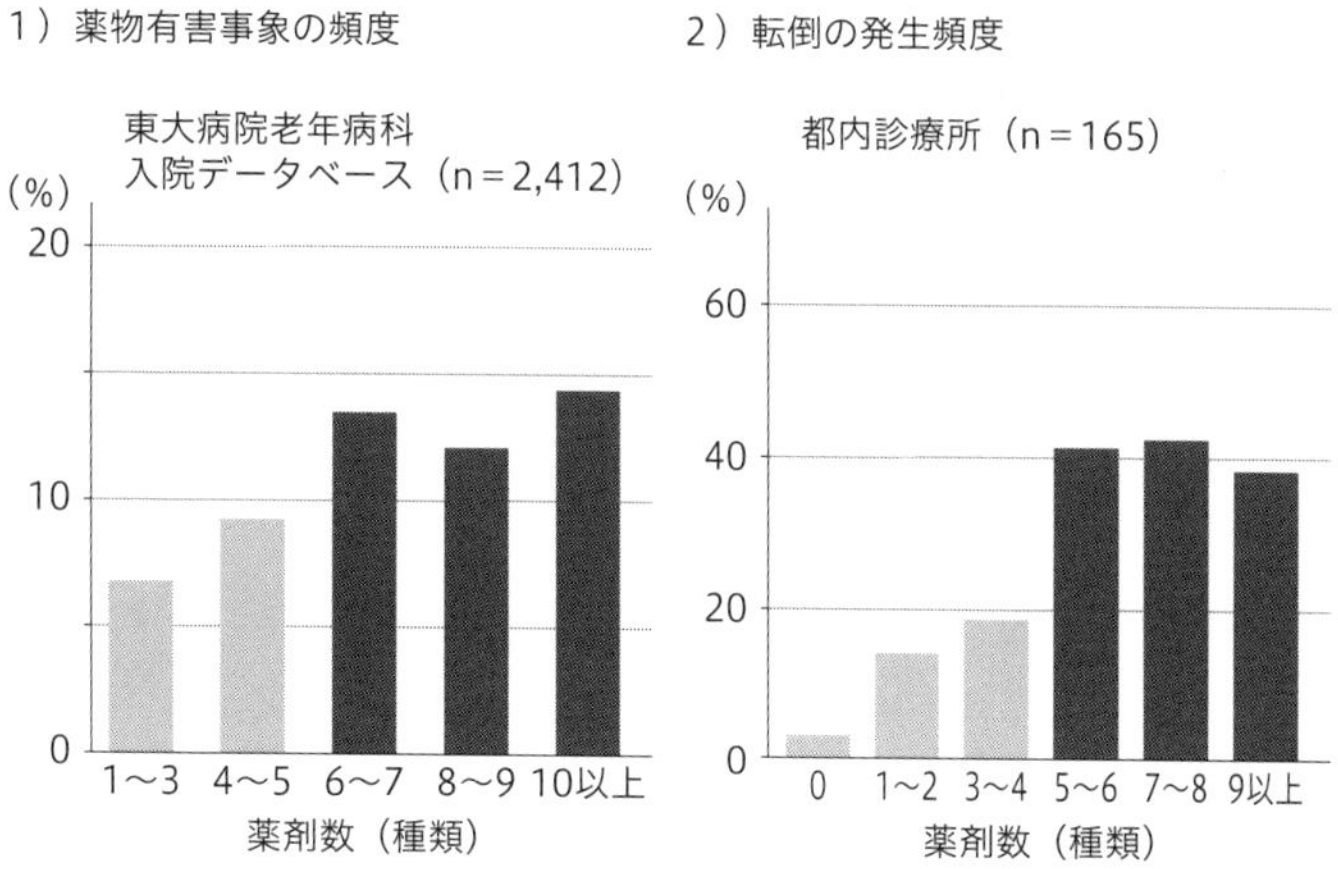

（Kojima T. et al: Geriatr Gerontol Int 2012: 12: 761-2.より引用）

（Kojima T. et al: Geriatr Gerontol Int 2012: 12: 425-30.より引用）

5種類以下の場合と比べて、服用薬が6種類以上になると副作用（薬物有害事象）の発現頻度は約5％も高くなるのです。

また、都内の診療所に通院している患者さんを対象に、転びやすさと服薬数の関連を調べたデータでは、5種類以上の薬を2年間にわたって飲んでいると、3〜4種類の場合と比較して転倒の発生が2倍に増えることも示されています。

これらのデータから、副作用リスクの境界線は5種類と6種類の間にあるといえます。したがって副作用の害を減らすには、飲む薬の種類を5種類以下に留めることが望ましいのです。

「昔から飲んでいる薬だから大丈夫」は通用しない

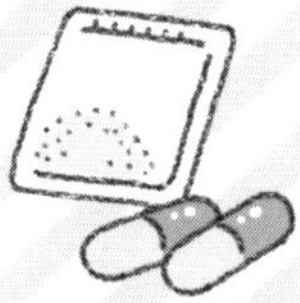

◆何十年と飲み続けてきた薬が悪さをすることも

皆さんの中には、現在の服用薬に昔から飲み続けている薬が含まれている方も多いと思います。

50代を過ぎてから検診で高血圧や高血糖、高コレステロールを指摘され、生活習慣病の薬を処方されてずっと飲み続けている。あるいは仕事や日常生活でのストレスから、眠れなかったり、気持ちの落ち込みがあったりして、若い時期から睡眠薬や抗不安薬を飲み続けている。こうした方は少なくありません。

それで問題なく、調子もよく来られたとしても、「だから、このまま飲み続けても大丈夫」とならないのがシニア期の服薬の注意点です。

たとえば、78歳の女性でこのような事例がありました。仮にS子さんとしておきましょう。S子さんは、ある時期から物忘れがひどくなり、足元のふらつきも目立つようになりました。ふらついて転んで鎖骨を折ったこともあります。

認知症を心配した娘さんが近所のクリニックに連れて行き、念のため認知症の簡易テストをしてもらったところ、30点満点中27点以上で正常とされるテストで、S子さんの点数は20点でした。

そこで認知症の進行を遅らせる「ドネペジル」を処方されて飲み始めたのですが、しばらくすると食欲が低下し始め、2か月で4キロも体重が落ちてしまいました。クリニックで食欲増進のために胃薬を出してもらっても体重減少は止まらず、体力低下も著《いちじる》しいことから私のところに来られたのです。

経過をお聞きして、頭部CT検査をしてみたところ、認知症に該当する所見は認められなかったことで、それまでに食欲不振の副作用が多数報告されていた「ドネペジル」をひとまず中止することにしました。

次に私が着目したのが「ハロキサゾラム」という睡眠薬・抗不安薬でした。S子さんは若い頃から不眠に悩まされ、精神安定と不眠対策のため、当時処方されたこの薬を何十年にもわたって飲み続けており、お守りとして手放せない薬になっていたのです。

この薬は、体内に薬効成分が留まる時間が85時間と長く、そこに加齢の影響が加わって効果がさらに長く持続し、ふらつきや認知機能の低下につながっていると考えられました。そこで「ハロキサゾラム」を、持続効果が2時間と短い睡眠導入剤「ゾルピデム」に替えてもらったところ、効果はてきめんでした。たちまち食欲が戻り、体重も増えて、足のふらつきや物忘れもほとんどなくなったのです。また驚くことに、認知症の簡易テストも30点満点中29点となりました。

S子さんの物忘れやふらつきは、若い頃に処方された強い睡眠薬から引き起こされたものでしたが、それを習慣のように飲み続け、さらにはこの薬の服用を考慮せず認知症薬を処方されたことで、より症状を悪化させていたのです。

◆見直されなかったから処方が続いているケースもある

また高齢の方は、処方された薬が途中で見直されないまま新たな処方が加わって、数だけ上積みされていくケースも少なからずあります。

肺炎を起こして入院してきた脳血管性認知症の92歳の女性は、入院時に抗血栓薬、降圧剤、胃薬、脂質低下薬、睡眠薬、鎮痛薬、認知症薬などと、合わせて10種類もの薬を服用していました。認知症があることからも、これだけの薬剤を服用してもらうのは大変です。肺炎も誤嚥《ごえん》から来ている可能性があります。

聞くと、その方は20年前に軽い脳梗塞を起こしており、そこで再発防止と生活習慣病治療を目的に、抗血栓薬、降圧剤、胃薬、脂質低下薬が処方され、さらに加齢による老年症候群の症状を抑える薬が次々と加わって、10種類になっていることがわかりました。

そこで担当看護師が、脳梗塞発症時にかかった神経内科医に確認をしたところ、「まだ飲んでいたの⁉」と驚かれ、脳血管性認知症を発症している現在は必要ないとして、6種類もの薬が中止になりました。

これら2つの事例にあるように、常備薬、お守り薬のようにして長年服用してきた薬であっても、年を重ねて高齢になると思わぬ副作用が出てくることがあったり、見直しがないまま来てしまって、必要のない薬を飲み続けていることが副作用につながったりすることがあるのです。

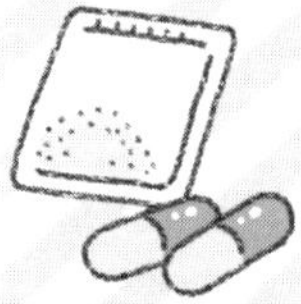

高齢になると若いときに比べて薬が効き過ぎてしまう!?

◆副作用発生と関係しているのは肝臓と腎臓

高齢になってからの多剤併用が副作用を起こしやすくする背景には、薬の種類や量が多いこと以外にも理由があります。若い人と薬の効き方が違い、高齢者ほど「効き過ぎて」しまうのです。

「効き過ぎてしまうってどういうこと?」と思われた方もいるかもしれませんね。通常、歳を重ねるにつれて心身の機能は落ちていきます。そのため薬の効き方も悪くなっていくようなイメージがありますが、実際は身体機能が落ちることで、かえって薬の効きがよくなってしまうのです。

それはなぜなのでしょう?

口から服用された薬は胃や小腸から吸収され、血液によって全身に運ばれて、標的とする組織や臓器に運搬されます。

なぜ高齢になると薬が効き過ぎてしまうのか

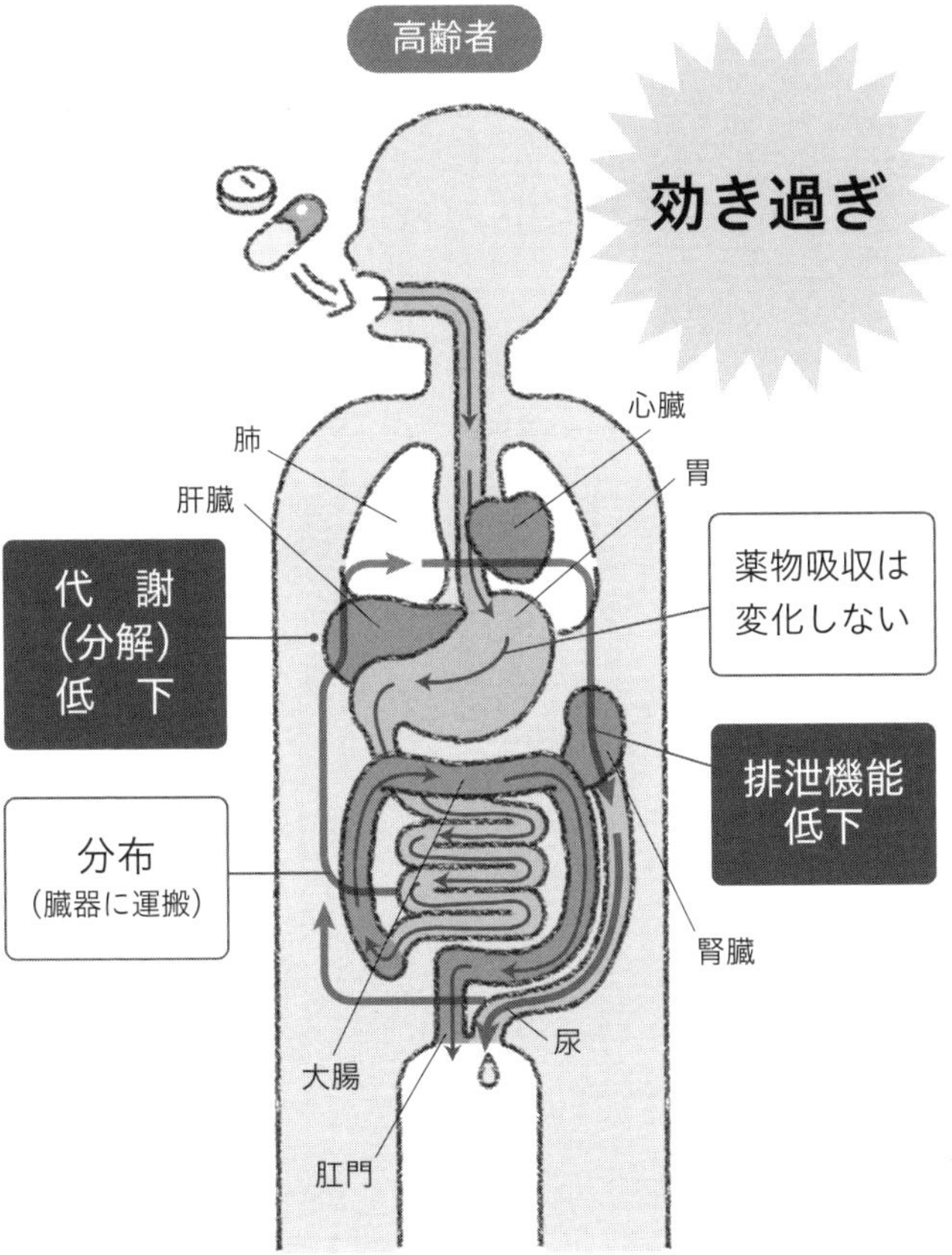

これを「分布」と言い、目的の場所に到達すると効き目を発揮し始め、時間の経過とともに徐々に分解され、体外へと排泄されて効き目を失っていきます。

この分解と排泄を担っている臓器が肝臓と腎臓です。

解毒の役割を担っている肝臓は、体内に入って来た薬を分解（代謝）して薬剤の効果を低下させます。

一方の腎臓は、血液をろ過して不要物を尿として排泄しています。血中の薬効成分も、腎臓のろ過機能によって尿中へ排出され、体外に排泄されていきます。

このように薬の効果は、肝臓による分解と、腎臓による排泄で消えていくようになっているのですが、高齢になるとこれらの臓器の働きが低下してしまいます。そのため薬の代謝分解が遅れて効き目が必要以上に長引いたり、排泄が遅れて薬が体内に長く残ったりして、薬の効き過ぎが起こってしまうわけです。

そのほか消化吸収の力が弱くなったり、水分不足になったりしやすいのも効き過ぎの一因となっています。細胞内の水分が減少することで、水溶性薬物の血中濃度が上がり、脂肪量が増加して、脂溶性薬物が脂肪組織に蓄積しやすい状態となってしまうからです。

加齢に伴う生理学的変化と薬物動態の変化

	加齢に伴う 生理学的変化	一般的な 薬物動態の変化
吸収	消化管運動機能低下 消化管血流量低下 胃内pH上昇	最高血中濃度到達時間延長 (薬剤によっては血中濃度上昇あるいは低下)
分布	体脂肪率増大	脂溶性薬物の分布容積増大 (血中半減期延長)
	体内水分量減少	水溶性薬物の分布容積減少
	血漿中アルブミン濃度低下	遊離型（アルブミン非結合型）薬物増加
代謝	肝重量減少 肝血流量低下 薬物代謝酵素活性低下	肝クリアランス低下 ※相互作用の影響も重要
排泄	腎血流量低下 糸球体ろ過量低下 尿細管分泌低下	腎クリアランス低下 ※高齢者でとくに影響が大きい

◇じつは子ども並みに低下する腎機能

効き過ぎるというのは、その薬がもつ作用が必要以上に働いてしまうということですが、とくに問題となるのは、高齢になると腎臓の機能が低下しやすいことです。多くの薬剤は腎臓から排泄されていきますから、腎機能が衰えてしまうと服用した薬が体内に蓄積されていることになります。

たとえば、このようなケースがありました。

81歳の女性ですが、心不全の持病があり、強心薬として用いられる心臓病薬の「ジギタリス」を服用していました。処方されていたのは0・25ミリグラムでしたが、年齢を考えるとこの処方量では多過ぎるのではないかと判断した担当医によって、実際に服用していたのは、その半分量でした。

ところが、やがて歩けないほどのひどいふらつきが現れるようになり、私のところに来られたのです。診察してみると脈が遅く、心拍数が通常の半分ほどしかありません。そこで心電図をとったところ、「ジギタリス」の摂り過ぎで出る独特の波形が見られました。

さらに血中濃度を測定すると、案の定ジギタリス中毒になっていることが判明したのです。幸い、中毒症状自体は軽度だったので、ジギタリスの服用をやめてもらうことでふらつきも心拍数の低下もなくなりました。

この方の場合、心不全があるために血流低下が起こり、腎臓が悪くなりやすいことに加え、時間経過とともに腎機能が落ち続けて、本来なら問題ない量であってもジギタリスの排泄が進まず、中毒を起こしてしまったと考えられます。こうしたことが高齢者では起こりやすいのです。

腎機能は、80代になると若い頃の半分以下になると言われています。原因は加齢による機能の低下のほか、高血圧や糖尿病などの生活習慣病によって血管が傷つき、腎臓の血流が低下して機能が落ちていくこと、高血圧やむくみ解消で飲んでいる利尿薬、鎮痛薬によって短期的に腎血流が落ちることなどいろいろです。

いずれにしても、歳を重ねると腎臓の働きが落ちていくことは避けられません。腎機能が半分以下になれば半分以下しか排泄されない。それは、薬を出す側の医療者も、もらう患者さんの側も忘れてはいけない点なのです。

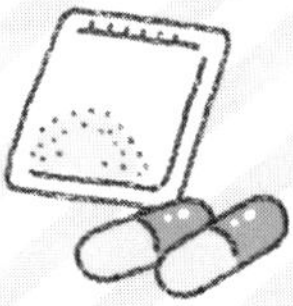

全国でも珍しい「老年病科」とは

◆高齢者には診療科の枠を超えた予防・治療が必要

ここまで述べてきたように、高齢になるにつれて、身体の状態によっては薬が効き過ぎて副作用が重症化してしまうケースは少なくありません。また高齢者では、複数の疾患や症状を同時にもっている多病の方が増え、現れている問題症状の原因が複雑に絡み合っている場合も多くなります。

したがって若い人や成人に対するように、臓器ごと、診療科ごとに診ていたのでは有効な治療や対処につながらない場合が往々にしてあるのです。

私が在籍している東大病院の「老年病科」は、文字通り高齢者特有の病気や変化を研究したり、治療を行ったりする診療科です。

「老年病科」という名称を聞き慣れない方も多いでしょうし、全国的に見ても、こうした診療科を設けている病院は少数と言ってよいでしょう。けれども、高齢社会がまだまだ進むであろうことを考えると、診療科の枠を超えて総合的に高齢者の身体について診ていく「老年病科」の必要性は増していくと思います。

高齢の方の病気には、若い人や成人とは異なる次のような特徴があります。

①複数の病気をもつ人（多病）が増えてくる
②高齢者特有の老年症候群が増加する
③認知機能など、生活機能が低下しやすい
④症状が人によってさまざまで定型でない
⑤薬に対する反応が人それぞれである

高齢者の場合、ひとりでいくつもの病気を抱えている人が多いので、現れた症状と、その原因がどこにあるかを突き止めることがむずかしくなります。

病気の少ない若い人であれば、Aという症状＝Bという疾患と診断がつきやすく根本治療につなげることができますが、高齢者になると同じように手足のしびれを訴える方がいても、その背後に何があるかは人によって違ってくるからです。

老年症候群に対するアプローチは若年成人へのアプローチと異なる：A. 完治(cure) vs. B. ケア(care)

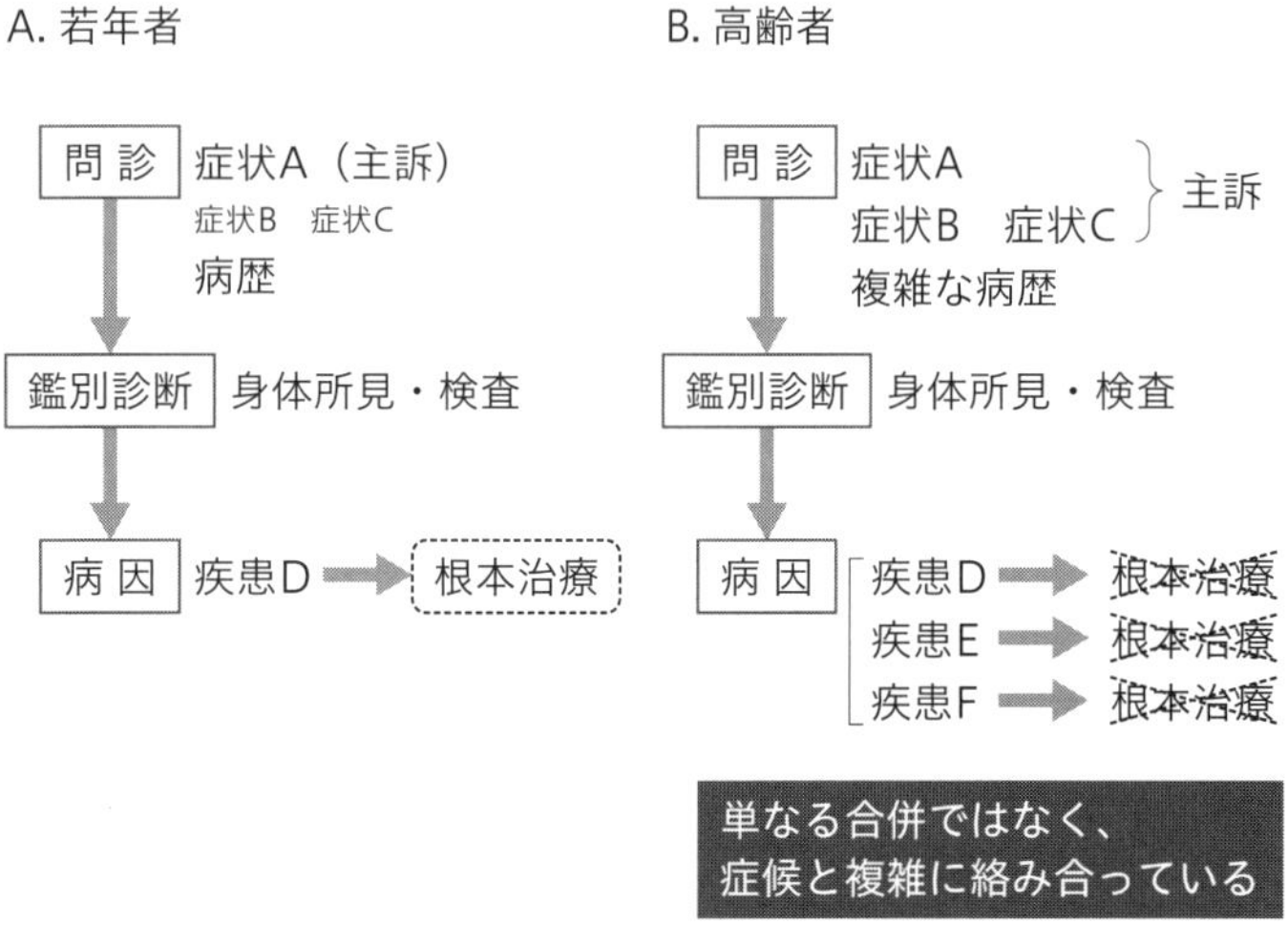

老化の程度も人によってさまざまです。同じ80歳でも、運動を楽しめるほど元気でピンピンしている人もいれば、認知機能が衰えたり、身体機能が衰えたりして自立した生活が困難になっている人もいます。この両者では薬の効き方も当然違ってきます。

さらに高齢者ならではの問題として挙げられるのが、いろいろな病気や症状が出てくるたびに異なる診療科を受診して、それぞれから薬を処方されていることです。複数の薬をたくさん飲めば、その分、副作用も出やすくなります。繰り返し触れてきた多剤併用の害が生じやすいということです。

ですから過去の病歴、処方された薬剤などをきちんと把握しながら、身体全体の機能の衰えなども考慮して、一人ひとりの方に個別に対応していく総合診療・治療を行う診療科が必要なのです。

◆元気な高齢者と「フレイル」の人では異なる

老化の個人差は年齢とともに大きくなり、高齢になるほど、個々の生物的老化度に違いが出てきます。

「フレイル」という言葉を耳にされたことがあるでしょう。フレイルとは、筋肉などの身体機能や認知機能が低下し、このままいくと自立的な生活がむずかしくなっていきかねない要介護手前の状態を指します。

個人差はあるものの、70歳を過ぎた頃から顕著に現れると言われており、歩く速度が落ちて、横断歩道を青信号のうちに渡りきれなくなってきたら「フレイルが始まっている」兆候です。

フレイルには「身体的フレイル（筋肉の質や量などが低下）」「精神・心理的フレイル（認知機能の低下、うつ状態）」「社会的フレイル（人との交流の減少、孤立）」の

3要素があり、どれかひとつでも低下すると三つ巴《みつどもえ》で崩れやすく、さまざまな病気や症状を抱えることになってしまいます。

ただし、フレイルからの回復は可能で、適度な運動としっかりした食事、人との触れ合いを増やすことで、元気な状態に戻すことはできます。しかし、そのまま進んでいけば、筋力と筋肉量が大きく減少する「サルコペニア」や認知症となり、やがては動けなくなって要介護に進んでいきます。

高齢者は、この過程の中のさまざまな段階に存在しています。年齢で区切ることもできません。前述したように80歳でも元気溌剌《はつらつ》な人がいれば、フレイルの人、寝たきりになっている人といろいろです。

老化度が異なれば、医療の目的も方法も当然のことながら違ってきます。薬の処方もきめ細かく行っていかなくてはなりません。それゆえ、個別の診療科で対応するより、一元的に診ていく老年病科のような存在が求められるのです。

◆大切なのは高齢者と一般成人をひとくくりにしないこと

薬剤は「成人」に対して最も効果が得られるように考えて開発されています。

フレイル（Frailty）の概念：過程と多面性

Aフレイルの過程

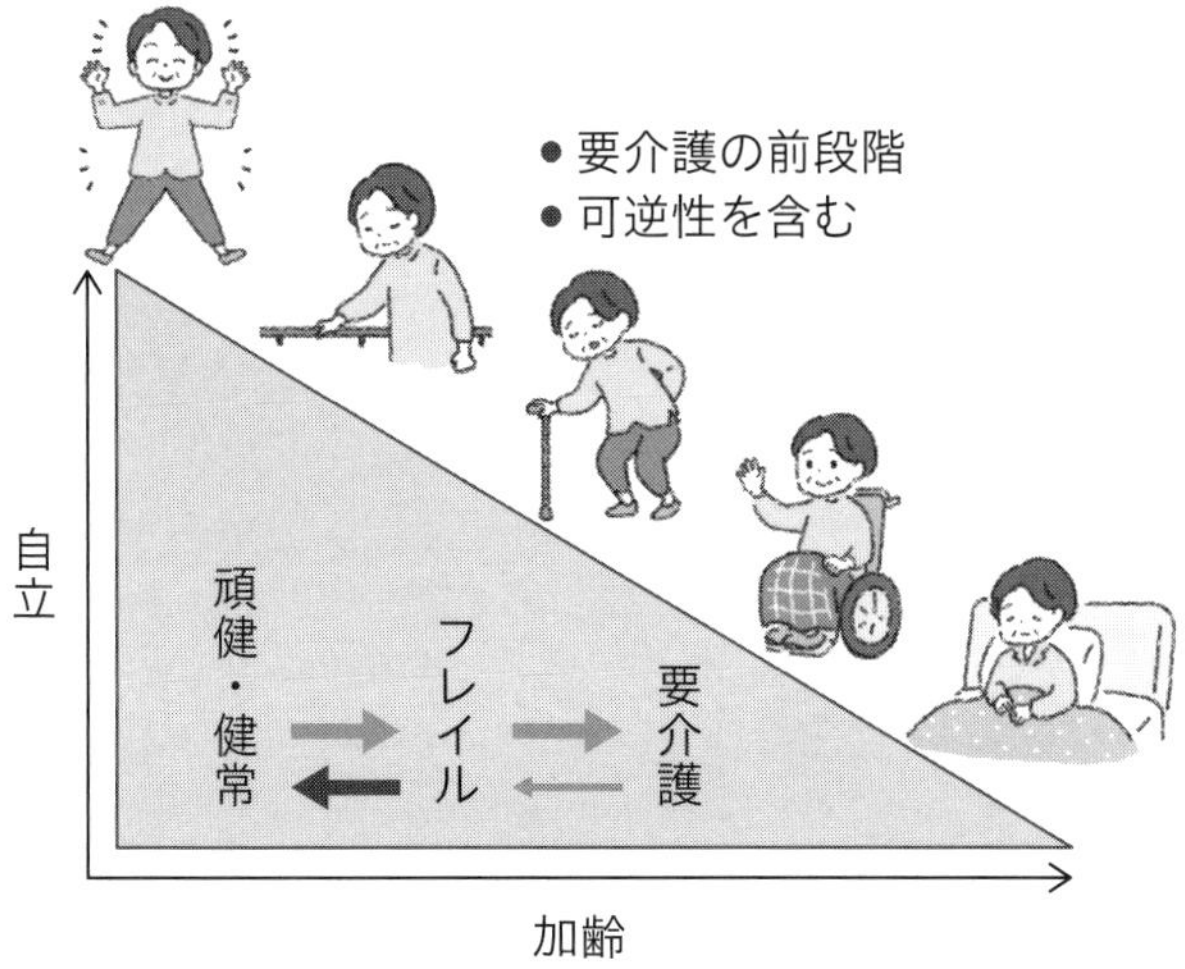

Bフレイルの多面性

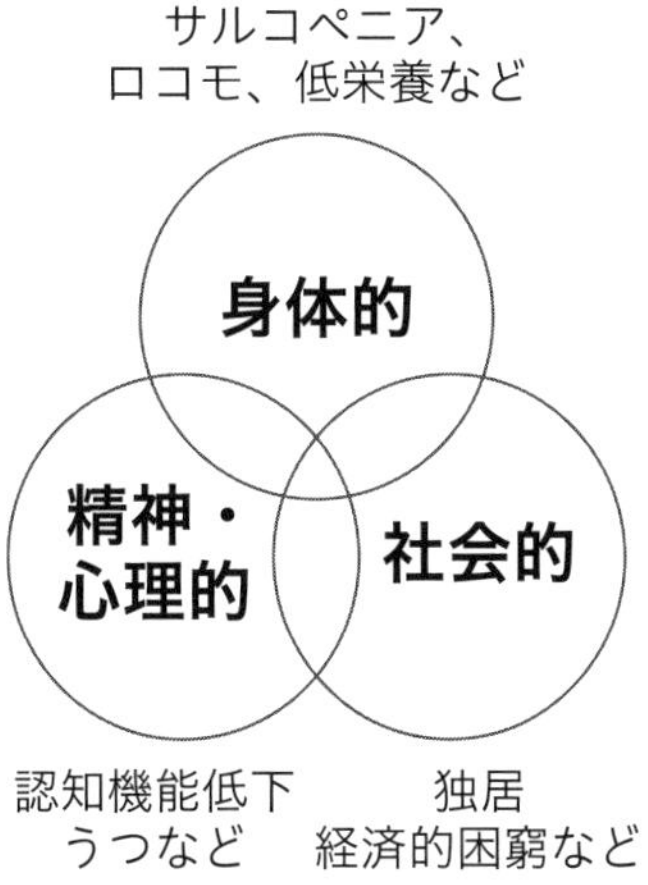

けれども機能の衰える高齢者は、想定されている成人と同じ量を飲むことで、効果が「適正」ではなく「過度」に効いてしまいやすいことも前述してきた通りです。腎機能や肝機能が低下しつつある人たちに、「高齢者も大人だから」と成人と同じ処方量を出すのは、いささか乱暴と言わざるを得ないでしょう。

子どもに対しては、子ども用として大人より少ない量を処方するように、若い人と高齢者を同じ「大人」としてひとくくりにするのではなく、高齢者に合った処方量、しかも個々の身体の状態に応じた量を飲んでもらうことが大切です。

血圧にしても血糖値にしても、検査数値の高さだけで一律に判断し、降圧剤や糖尿病薬で治療することが必ずしもよいとは言えません。

高血圧の診断基準では診察室血圧の上が１４０㎜Hg、下が90㎜Hgを超えた場合としていますが、75歳以上の高齢者では、無理に血圧を下げ過ぎると寿命が短くなるというデータもあります。

高血糖や糖尿病にしても、高齢の方の場合、厳しい血糖管理がかえってマイナスになることもあるのです。

海外の研究には、高齢者に対して厳密な血糖管理を行ったところ、命に関わる低血糖が起きたり、認知症が悪化したり、肺炎などを起こす人が増えたりして死亡率が上がってしまい、研究が中止となった例がありました。

こうしたデータや事例から言えるのは、同じ大人でも、年代の比較的若い人と高齢者の身体は別物であると考えて治療を進めていくこと、また元気な高齢者と老化がかなり進んでいる高齢者でも、治療や投薬の仕方が変わることを知っておかなければならないということです。この違いを考えず、ひとくくりにしてしまうのは大きな間違いなのです。

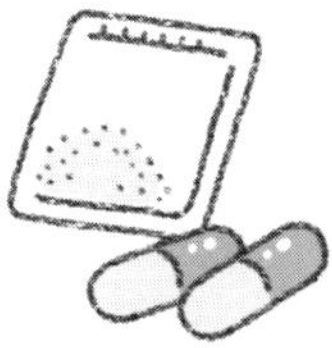

怖いのは薬の認知機能への影響

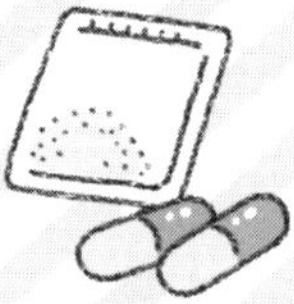

◆「老年症候群」の中で最も多いのは認知症

高齢者に特有で、なおかつ高頻度に生じやすい病気や症状である「老年症候群」には、次ページのようなものがあります。高齢になると複数の老年症候群があるのが普通で、70歳で7つ、80歳で8つと、年齢の10分の1程度の数の症状をもっていてもおかしくありません。

ところでグラフ図を見ていただくと明らかですが、老年症候群の中でも最も発症頻度が高いのは「認知症」です。

日本国内の認知症患者数は2012年の時点で約460万人、高齢者人口の15%ほどでしたが、高齢化が進むことで2025年には700万人以上に増え、5人にひとりが認知症になると予想されています。

また認知症に関して見逃せないのは男女差があることです。

老年症候群の頻度

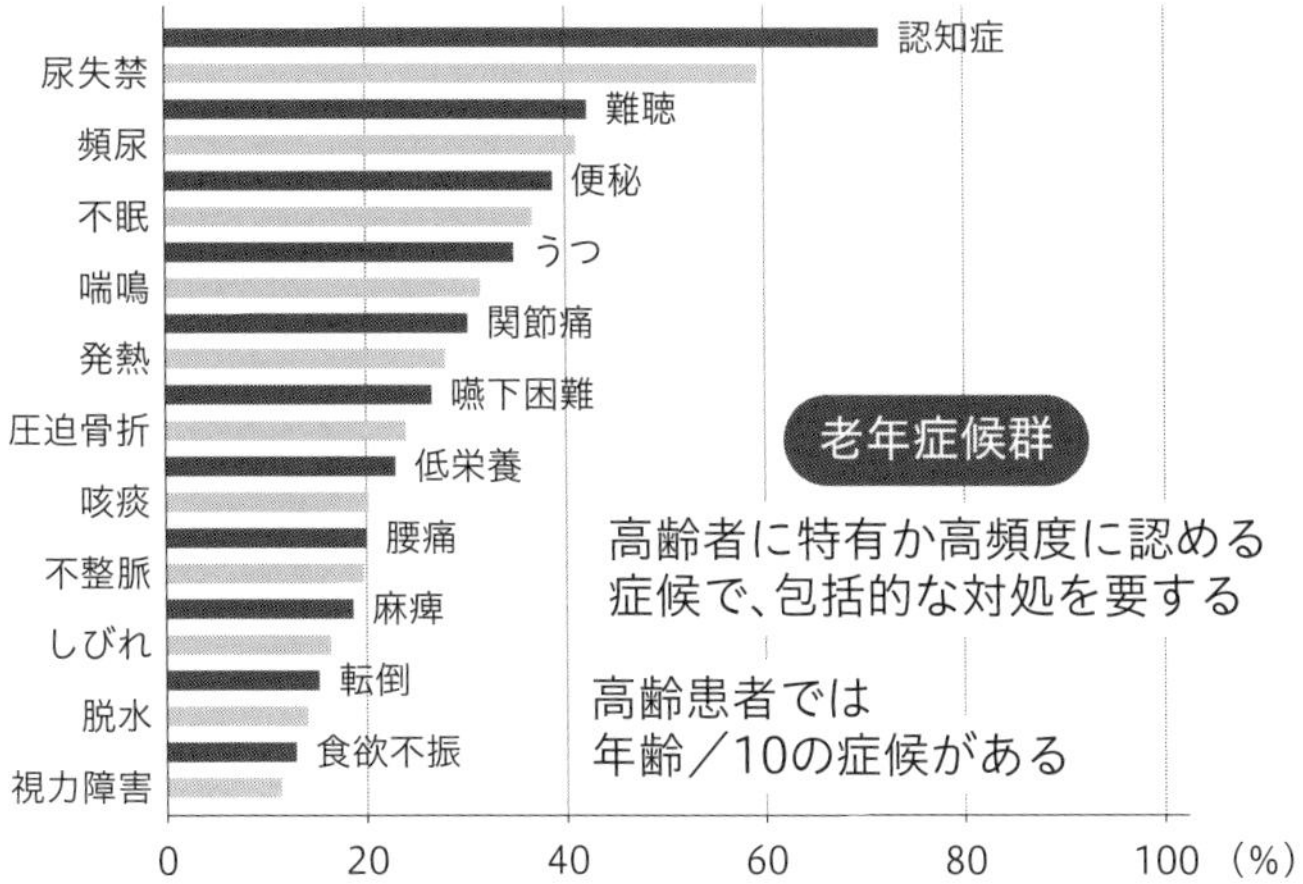

（在宅介護、老健施設、療養病床、大学病院、計487名の調査；鳥羽研二）

認知症疾患の性差

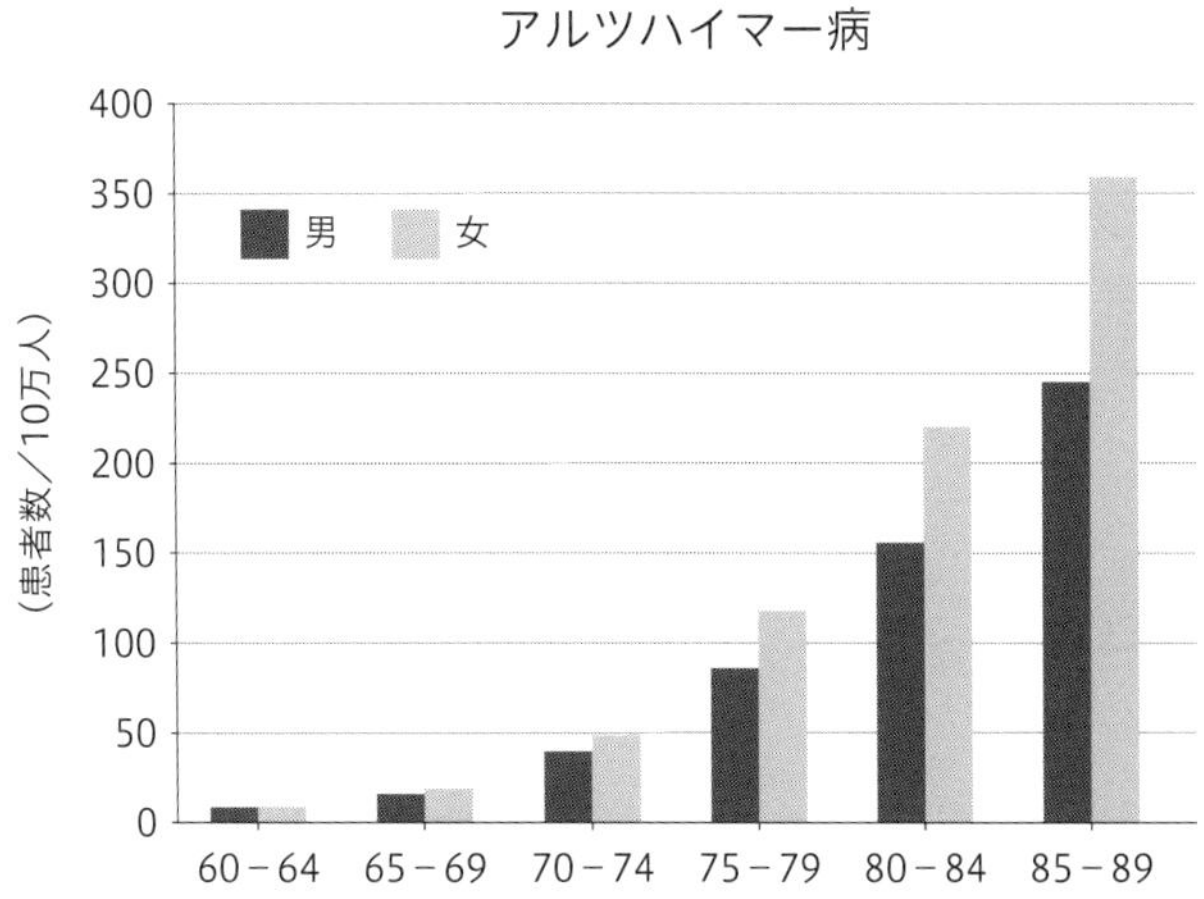

（厚生労働省平成20年患者調査による入院受療率を示す）

◆認知症発症率は女性のほうが高い

認知症の6割を占めるアルツハイマー型認知症の発症率は女性のほうが高いとわかっており、国内外の認知症研究からは男性より女性のほうが脳萎縮《いしゅく》のスピードが速いこと、認知症予備群とも言える軽度認知障害からの進行も、女性は男性の約2倍の速度であることが明らかとなっています。

背景には、女性は男性より平均寿命が長く、長生きする分、認知症になる人の割合が増えるということもあるでしょう。

また女性ホルモンのエストロゲンには、脳神経を保護する作用があるとされていて、閉経によって分泌が減ることでアルツハイマー型認知症を発症しやすくなるとも考えられています。

エストロゲン分泌が減少する閉経後は骨粗しょう症にもなりやすく、ちょっとした転倒から骨折し、寝たきりになることで認知症が発症しやすくなるといった側面もあります。

そして、もうひとつ考えられるのが睡眠薬や抗不安薬との関係です。

◆薬には認知機能に影響してしまうものがある

女性は男性と比較して、若い年代から不安や抑うつを抱えやすいことが厚生労働省の調査で示されています。そのため睡眠薬や抗不安薬、抗うつ薬を早くから服用している方もいます。

こうした薬は中枢神経に作用します。服用を続けることで認知機能に影響し、認知症リスクを高めてしまう可能性は否定できません。

なかでも、薬としては古いタイプのベンゾジアゼピン系睡眠薬や抗不安薬は、中枢神経の活動を長時間にわたって抑制するため、認知機能の低下や、意識混濁《こんだく》の状態であるせん妄のリスクの高さが指摘されている薬剤です。

このほかにも、抗コリン作用のあるパーキンソン病治療薬、抗アレルギー薬、胃薬の中にも副作用として認知機能の低下を挙げているものがあります。せん妄を引き起こしやすい薬も、認知機能の衰えを促進させてしまう引き金となります。

どのような薬に注意が必要かについては次の章で触れていきますが、薬には脳への影響が無視できないものがあることも覚えておいてください。

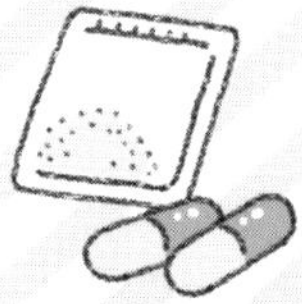

「処方カスケード」が脳をむしばんでいく

薬の副作用を病気と間違えて起きる「処方カスケード」

多病から複数の医療機関や診療科にかかり、別々に薬を処方されることがポリファーマシーを起こす原因のひとつと前述しましたが、それ以外にも発生の要因となるものがあります。

薬の副作用を別の病気の発症と間違えて、新たな薬を処方される――その繰り返しから起こるポリファーマシーです。これを「処方カスケード」と言います。

高齢者の場合、ふらつきやめまい、食欲低下などをはじめ、さまざまな不調症状が加齢から来るものなのか、ある薬の副作用なのかを見極めるのは容易ではありません。

そのため、じつは薬の副作用であるのに新しい病気を疑われて別の薬を追加されるケースがあるのです。いわば薬の副作用を別の薬で治そうとする状態です。

処方カスケードの発生

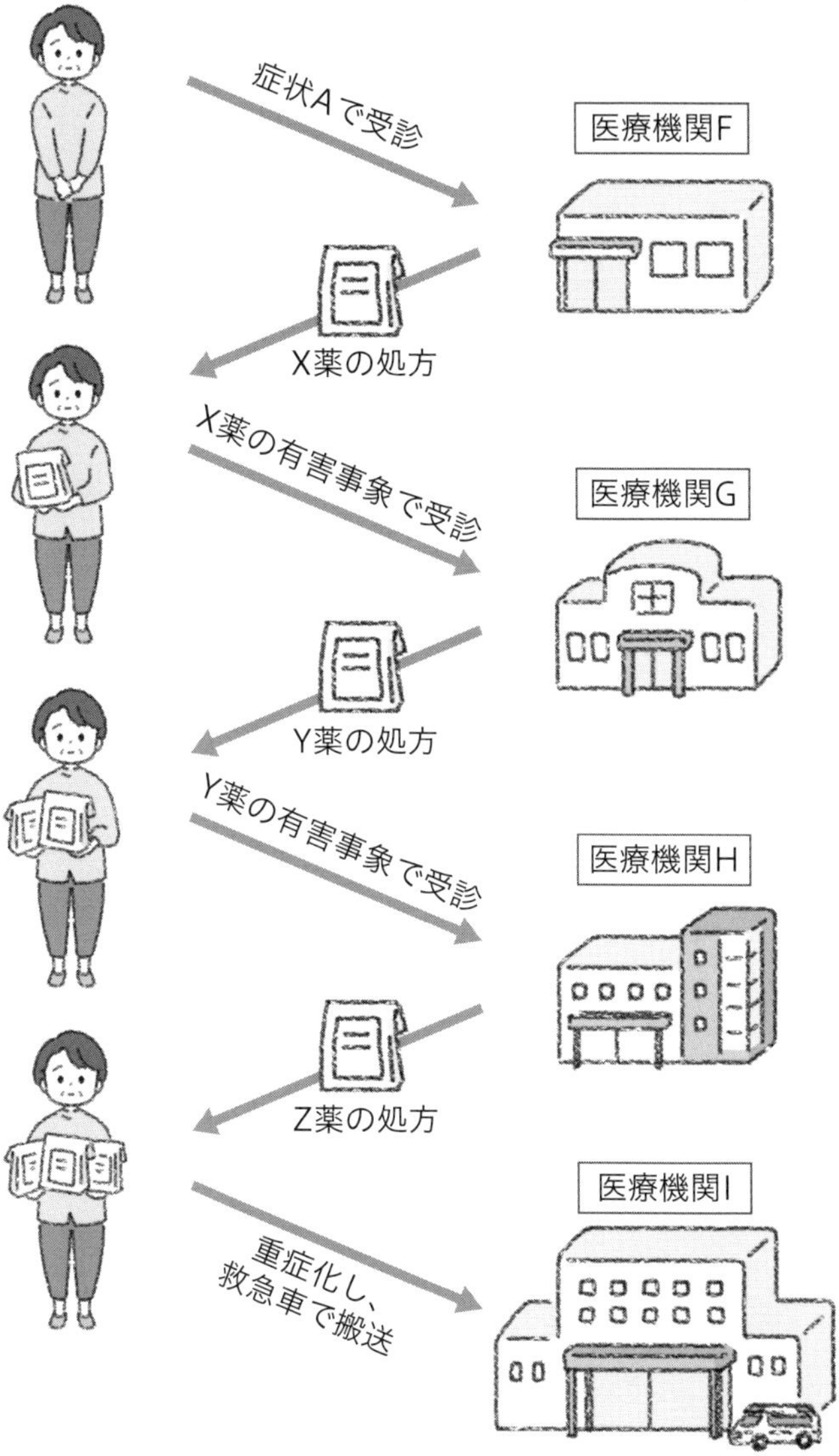
症状Aで受診
医療機関F
X薬の処方
X薬の有害事象で受診
医療機関G
Y薬の処方
Y薬の有害事象で受診
医療機関H
Z薬の処方
医療機関I
重症化し、
救急車で搬送

カスケードとは、もともと「何段も連なった小さな滝」のことを言うのですが、そこから「連鎖的、段階的に物事が生じる様子」を表す語として用いられています。「処方カスケード」も、薬物有害事象（副作用）を薬で対処し続ける処方の連鎖を言います。

◆処方の悪循環でせん妄や認知機能の低下が起こることも

「処方カスケード」が怖いのは、副作用であることに気づかれないまま、次々と薬が追加されていき、最後は重篤《じゅうとく》な状態に陥《おちい》ってしまう場合があることです。「処方カスケード」によって重症化した海外の例を紹介しましょう。

80歳になる女性のケースです。女性は血圧が高く、降圧剤を処方されていたのですが、この薬には空咳《からぜき》が出る副作用がありました。処方された薬を飲んでも血圧の低下が見られないことで担当医が処方量を増やしたところ、咳がひどくなり、今度は咳止めの薬が出されました。

それでも咳は止まらず、細菌感染による気管支炎ではないかと疑われて、次に処方されたのが抗菌薬（抗生物質）でした。

ところが抗菌薬を飲んだことで水溶性の下痢が止まらなくなり、脱水によるせん妄が起こって、ついには錯乱状態に至り、救急搬送されることになったと言います。

女性が血圧をコントロールするために処方されていた降圧剤は、「アンジオテンシン変換酵素（ACE）阻害薬」という薬で、空咳が起こりやすい薬剤です。血圧コントロールがうまくいかないことで、この薬を増量されたことが「処方カスケード」の始まりとなったわけです。

すべての薬を処方したのは同じ医師だったのですが、それでも「処方カスケード」が起こる可能性があることを、この事例は示しています。

ひとりの医師が担当しても、このようなことが起きるのです。もしも生じている症状を患者さん自身が別の病気と思い込んで、他の診療科や病院を次々と受診していくようなことになったらどうなるでしょうか。

服用薬を新しい担当医に伝えないまま、バラバラの薬を処方されれば「処方カスケード」につながり、多剤併用からせん妄や認知機能の低下を招いて、認知症のリスクを高めてしまうことにもなりかねないでしょう。

60歳を過ぎたら 薬との付き合い方を考え始めよう

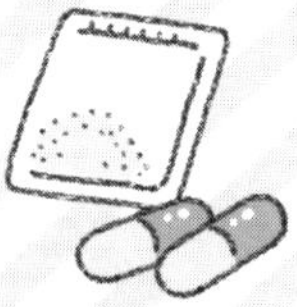

◆脳を守るためにも薬を知ろう

ここまで、高齢になってから多くの薬を服用するリスクについてご説明してきました。なかには「薬はやっぱり怖い」「飲みたくない」と思われた方もいるのではないでしょうか。

しかし、だからといって「複数の薬を飲むのはよくないこと」「薬は一切やめなくては」と、短絡的に判断するのはよくありません。病気の中には薬物治療が不可欠なものもありますし、適正処方の観点で人によって必要な薬剤数も変わってくるからです。

私自身も決して「薬を飲むのはやめなさい」と言いたいわけではないのです。考えていただきたいのは、病状を進行させないため、健康を少しでも長く維持するため、そして脳の認知機能を守るための上手な薬との付き合い方です。

多剤併用の害が出てきやすいのは、年代で言うと、後期高齢者とされている75歳を過ぎてからです。この年代層に入られている方は、現在服用している薬について改めて知っておいたほうがよいですし、ミドルシニアの年齢層で高齢家族の介護をされている方も、どのような薬が処方されていて、どのような副作用をもたらすかについて知識をつけておくことは大切でしょう。

また、現在はまだ50代、60代の方たちも「多剤併用の問題は年齢的にも先の話。まだ考えなくていい」と思わず、身体機能がそれほど衰えていない今のうちから、ぜひとも薬との付き合い方を考え始めていただきたいと思います。

服用している薬は、今は少ないかもしれませんが、歳を重ねるにしたがって種類と量は増えていくでしょう。

その際に、処方された薬を漫然と飲むのではなく、それが何の薬でどのようなものなのか、さらには本当に飲む必要があるのかまで考えて医師に質問できる。それぐらいの知識をもっておいても損はありません。むしろ、副作用から自分の脳を守ることにつながります。

次の章からは、そのために役立てていただきたい情報を紹介していきます。

コラム

簡単フレイルチェックをやってみよう

フレイル予防は、薬の種類を増やさないことにもつながります。簡単チェックでフレイルかどうかを確認しましょう。右の欄に○がついた項目を改善することで、フレイルの進行を防ぐことができます。

	イレブン・チェック11項目	回答欄	
栄養	Q1 ほぼ同じ年齢の同性と比較して健康に気をつけた食事を心がけていますか	はい	いいえ
	Q2 野菜料理と主菜（お肉またはお魚）を両方とも毎日2回以上は食べていますか	はい	いいえ
	■が2つ：食習慣への意識はしっかりとおもちのようです ■が0～1：食習慣への意識が足りていない可能性があります		
	Q3「さきいか」「たくあん」くらいの固さの食品を普通に噛みきれますか	はい	いいえ
	Q4 お茶や汁物でむせることがありますか※	いいえ	はい
運動	Q5 1回30分以上の汗をかく運動を週2回以上、1年以上実施していますか	はい	いいえ
	Q6 日常生活において歩行または同等の身体活動を1日1時間以上実施していますか	はい	いいえ
	Q7 ほぼ同じ年齢の同性と比較して歩く速度が速いと思いますか	はい	いいえ
社会参加	Q8 去年と比べて外出の回数が減っていますか※	いいえ	はい
	Q9 1日1回以上は、誰かと一緒に食事をしますか	はい	いいえ
	Q10 自分が活気に溢れていると思いますか	はい	いいえ
	Q11 何よりもまず、物忘れが気になりますか※	いいえ	はい
	■が6～9：筋肉量をしっかり維持できている可能性が高いです ■が0～5：筋肉が弱まっていたり、健康に心配なところがあったりする可能性があります ※Q4・8・11は「はい」と「いいえ」が逆になっていますので注意してください		

出典　東京大学 高齢社会総合研究機構

PART

2

脳を守るために
見直したい
「薬との付き合い方」

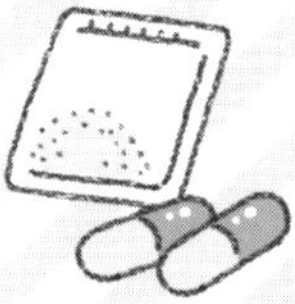

本当に必要で飲んだほうがいい薬は排除しない

一概にダメでも、必要だからすべてOKでもない

薬の種類が増えると副作用のリスクが高まり、飲む薬が6種類を超えると副作用の発生が跳ね上がるため、5種類以下にしたほうがよいと前章でお伝えしました。また75歳以上の高齢者が、若い人や健康上の問題が大きくない人と同量の薬を飲むのも、副作用や中毒につながりかねず、注意が必要であることもお伝えした通りです。高齢の方の場合、一人ひとりの身体の状態に応じて、きめ細かく薬の種類や量を調整していくことが基本です。ときには3剤も重複して出されている降圧剤を1種類に減らすといった見直しも必要でしょう。

生活習慣病薬など緊急性のない慢性疾患の薬を減薬する、飲む量を減らすことは、副作用を避けるためのひとつの薬との付き合い方と言えます。

とはいえ、薬はすべて減らしたほうがいいのかと言えばそうではありません。抱えている病気によってはやめてはいけないものがありますし、薬で症状を緩和することが、その方のＱＯＬ（生活の質）を保つことにつながっていく場合があるからです。また急性疾患も減薬の対象外です。なぜなら救命治療として、大量の薬を一気に体内に投与しなくてはならない場面が少なくないからです。

一例を挙げるなら肺炎です。高齢者の肺炎は生命の危険に直結します。ですから急性肺炎を起こしている場合は、決められた量の抗生物質を一気に体内に入れて、原因となる菌を早急にやっつける必要があります。

そもそも抗生物質は、少量ずつの投与では効果が発揮されません。少しずつ投与することで菌に耐性がついてしまい、薬が効かなくなってしまうためです。したがって早いうちに規定量を投与し、体内にいる原因菌をたたいて、きれいさっぱり退治してしまうことが大事になります。

薬は一概にダメでも、必要だからすべてＯＫでもありません。大切なのは、その方にとって必要な薬が適正に処方されていることです。それには、医師はもちろんのこと、患者さんの側でもある程度の薬剤知識を得ておきましょう。

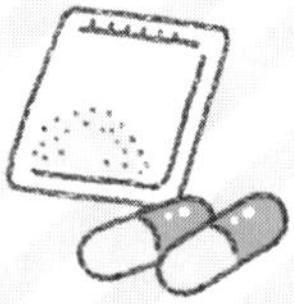

なぜ60歳から見直したほうがいいのか

身体機能の低下、薬の服用が増え始める年代

薬物有害事象（ポリファーマシー）が本格的に起こってきやすいのは、大半の方が多剤併用となり、身体の老化と相まって副作用が大きく出てくる75歳以降です。

しかし薬の数というのは、ある日を境にいきなり増えるわけではありません。多くは、徐々に、少しずつ飲む薬が増えていき、老年症候群が顕著になってくる高齢後期には、数多くの薬を飲むことが当たり前になっていた——という経過をたどります。

その入り口となるのがシニア世代に入っていく60歳ぐらいからです。

50代後半から60代になると、健康診断で血圧、血糖、コレステロール、中性脂肪、尿酸値のうち、何かしら数値の高さを指摘されることが多くなっていきます。また腎機能や肝機能の衰えが見られることを指摘される方も出てきます。

生活習慣病治療のための薬を飲み始める方も増えてくる年代です。これが、その先の多剤併用に移行していく一歩になるケースは少なくありません。

また女性においては、閉経に伴うエストロゲンの減少により、血管、骨、脳へのリスクが急速に高まる時期でもあります。

血管の柔軟性や骨の形成、脳神経の保護などを担ってきたエストロゲンが分泌されにくくなることで、動脈硬化や骨粗しょう症になりやすく、認知機能の低下なども心配になってきます。アルツハイマー型認知症は、脳内にアミロイドβタンパク質という物質が沈着することが一因とされていますが、エストロゲンは、その沈着を抑制する働きももっているからです。

不調を感じたらすぐに薬を出してもらいたくなる、処方された薬を処方のままいくつも服用し続ける、このようにして「薬を飲むのが当たり前」になっていくと、副作用の害につながっていく恐れがあります。

身体と脳を守る意味でも、生活習慣病の薬を処方され始める入り口のところで、薬へのリテラシーを高めておくことは必要なのです。

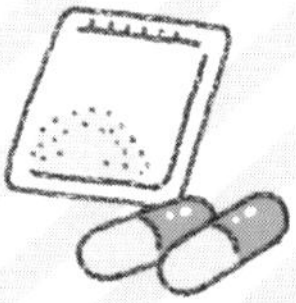

認知症に似た「せん妄」を引き起こす薬がある

◆せん妄は認知機能の低下につながっていきやすい

脳を守るための薬剤リテラシーを高める意味で、知っておいていただきたい薬の種類があります。「せん妄」を起こしやすい薬です。

せん妄とは、意識障害のひとつです。意識はあるけれども、意識の混濁《こんだく》でもうろうとし、目の焦点が定まらなかったり、つじつまの合わないことを口にしたり、場所や時間などがわからなくなる見当識《けんとうしき》障害が起きるのが特徴です。

どのような状態かをイメージしてもらいやすいのが、お酒を飲んだときの泥酔《でいすい》状態でしょう。お酒で酩酊《めいてい》すると目の焦点が定まらなくなり、同じことを何度も何度も繰り返したり、人の言うことが耳に入らなくなったり、暴れたりすることがあります。せん妄でも似たような症状が現れます。

せん妄で気をつけなければいけないのは、薬による副作用であるにもかかわらず、認知症と間違われやすいことです。認知症が進んだときの症状とも似ていることで誤解され、認知症治療薬を飲み始めたりすると、本当に認知症になってしまう可能性が高まります。

それが薬によるせん妄なのか、認知症によるものなのかの判断をつけるのはむずかしいのですが、突然せん妄状態が起こったときは、せん妄を引き起こす薬を服用していないか確認してみましょう。

薬が原因でたびたびせん妄を起こしているうちに、脳の認知機能にも影響を及ぼして、実際に脳機能が低下してしまうケースもあるからです。

せん妄を引き起こしやすい薬は中枢神経に作用するものが少なくありません。

たとえば向精神薬とされている抗不安薬、抗うつ薬、睡眠薬や、パーキンソン病治療薬（抗コリン薬）などは、中枢神経の機能を抑制する働きをするので、せん妄が起きやすくなります。

また抗コリン作用のある薬、中枢神経に移行して神経毒になる薬、中枢性副作用のある薬もせん妄を起こしやすい薬です。そのため日本老年医学会の『高齢者の安全な薬物療法ガイドライン』で、75歳以上及びフレイル～要介護状態の高齢者には慎重投与が求められ、なるべく使わないほうがよいとされているものが多数含まれています。

このほか抗菌薬、抗がん剤、アルコールなども、せん妄との関係性が指摘されており、注意が必要でしょう。

◆抑うつの副作用を起こしやすい薬にも注意

老年症候群として現れやすい症状のひとつに「抑うつ」があります。抑うつとは、気分の落ち込み、意欲・思考力・集中力の低下などで活動性が低下し、食欲不振、不眠、倦怠感《けんたいかん》といった不調が起こる状態です。

抑うつの程度がひどく、長期間続く場合はうつ病と診断されます。高齢の場合、抑うつ状態とうつ病の症状も認知症の始まりと間違われることがあります。

抑うつの原因はさまざまなのですが、服用している薬の副作用による「薬剤起因性老年症候群」の可能性もあるので要注意です。抑うつを起こしやすい薬には、中枢性降圧薬、β遮断薬、抗ヒスタミン薬（H2受容体拮抗薬含む）、抗精神病薬、抗甲状腺薬、副腎皮質ステロイドなどがあり、せん妄を起こす薬と重なるものもあります。

せん妄を起こしやすい薬

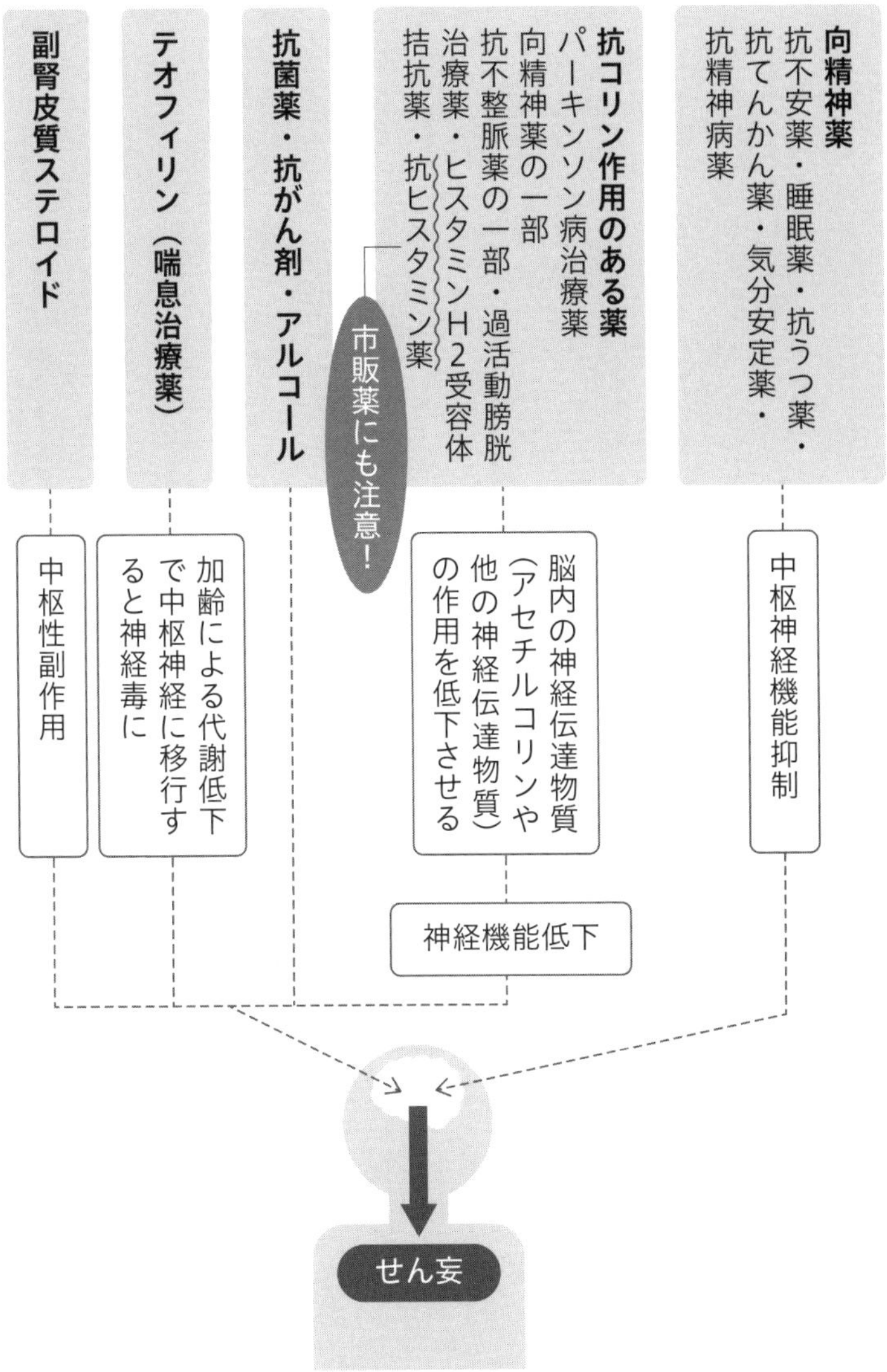
向精神薬
抗不安薬・睡眠薬・抗うつ薬・抗てんかん薬・気分安定薬・抗精神病薬
抗コリン作用のある薬
パーキンソン病治療薬
向精神薬の一部
抗不整脈薬の一部・過活動膀胱治療薬・ヒスタミンH2受容体拮抗薬・抗ヒスタミン薬
市販薬にも注意！
抗菌薬・抗がん剤・アルコール
テオフィリン（喘息治療薬）
副腎皮質ステロイド
中枢神経機能抑制
脳内の神経伝達物質（アセチルコリンや他の神経伝達物質）の作用を低下させる
神経機能低下
加齢による代謝低下で中枢神経に移行すると神経毒に
中枢性副作用
せん妄

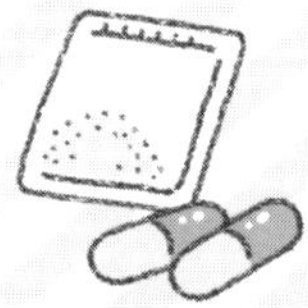

抗コリン作用のある薬は認知機能障害をきたしやすい

前の項でも触れたように、せん妄を起こしやすい薬に含まれている抗コリン作用のある薬は、脳の神経機能を低下させ、認知機能障害を起こすことが報告されています。

抗コリンとは「抗」+「アセチルコリン」のこと

抗コリンとは、神経伝達物質のひとつ「アセチルコリン」をブロックするということです。つまり「抗」＋「アセチルコリン」です。

アセチルコリンの受容体（受け取り先）は、中枢神経系と末梢神経系に広く分布しているため、認知や記憶機能を維持する、瞳孔《どうこう》を縮める、唾液を出す、血管を拡げる、心拍数を減らす、胃酸を出す、腸の動きを高める、排尿しやすくするなど、全身の至るところでさまざまな働きをしています。

そのアセチルコリンの働きが強過ぎて、不調が生じている場合に処方されるのが抗コリン作用をもつ薬で、アセチルコリンの「産生」を抑えるタイプと、「作用」を抑えるタイプがあります。

◆副作用として気をつけたい脳への影響

抗コリン作用をもつ薬は、抗不整脈薬、一部の向精神薬、過活動膀胱治療薬、抗ヒスタミン薬、鎮痙《ちんけい》剤、パーキンソン病治療薬など、さまざまな領域の疾患に幅広く使われています。したがって、病態が違うことで抗コリン作用をもつ薬が数種類同時に処方されていても不思議ではありません。

そのため、薬単独での抗コリン作用は小さくても、服用が積み重なることで作用が強く出てしまい、副作用の害が生じてしまう可能性があります。

主な副作用は、口の中の渇《かわ》き、便秘、排尿困難、せん妄などですが、脳への影響も見過ごせません。アセチルコリンは記憶や学習機能といった認知機能の働きにも関与しているので、薬によってアセチルコリンを減らすと、認知機能に障害をもたらしかねないのです。

歳を重ねていくと、アセチルコリン自体の分泌も低下していきます。加齢現象として物忘れが増えるのも、アセチルコリン減少のひとつの現れです。

高齢になれば、さらに分泌は減って認知機能が低下していきます。そこでアセチルコリンの働きを抑える薬を複数飲めば、脳への影響が心配です。抗コリン作用をもつ薬には、じつはもうひとつ注意していただきたい点があります。それは、手軽に買うことができる市販薬にも、同様の作用をもつ薬があることです。代表が抗ヒスタミン作用のある胃薬や総合感冒薬、花粉症治療薬、睡眠改善薬です。ヒスタミンはヒスタミン受容体（H1～H4まで4タイプある）とくっついて生理作用を起こす物質で、炎症、アレルギー反応、胃酸分泌、神経伝達などに関与しています。

ヒスタミンとヒスタミン受容体の結合を防いで働かないようにするのが抗ヒスタミン薬なのですが、抗ヒスタミン薬も、アセチルコリンの働きを抑える抗コリン作用をもっているのです。「H2ブロッカーヒスタミンH2受容体拮抗薬」や、「第一世代H1受容体拮抗薬」とある抗ヒスタミン系の胃薬やアレルギー鼻炎薬には、脳機能に影響する抗コリン作用もあることを覚えておいてください。

注意したい抗コリン作用のある主な薬

市販薬	花粉症治療薬	フェキソフェナジン、エピナスチン、ロラタジン
	睡眠改善薬	ジフェンヒドラミン
	ヒスタミンH2受容体拮抗薬	ファモチジン、ラニチジン
処方薬	向精神薬	エチゾラム
	過活動膀胱治療薬	トルテロジン フェソテロジンフマル ソリフェナシン オキシブチニン
	パーキンソン病治療薬	トリヘキシフェニジル ビペリデン
	抗不整脈薬	ジソピラミド ピルシカイニド
	抗アレルギー薬	クロルフェニラミンマレイン
	消化性潰瘍治療薬	ピレンゼピン
	鎮痙薬	ブチルスコポラミン

漢方薬は「1種類でも多剤」と考える

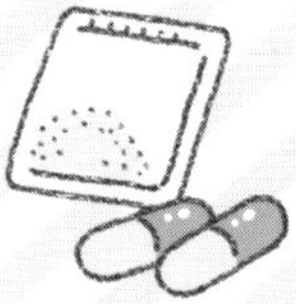

◆数種類の生薬で、ひとつの漢方薬ができている

薬には西洋薬だけでなく、漢方薬もあります。なかには「漢方薬なら副作用がなく安心」と捉《とら》えている方もいるのですが、それは間違いです。漢方薬も薬であることには変わりなく、副作用がまったくないわけではありません。そこで漢方薬についても少し触れておきましょう。

西洋薬と漢方薬の大きな違いは、「1錠1成分」が基本で「1症状に対して1種類」の薬が出される西洋薬に対し、漢方薬はひとつの薬に、すでにさまざまな生薬（成分）がブレンドされている点です。

風邪のひき始めに飲むと効くということで、今やすっかりお馴染《なじ》みの「葛根湯《かっこんとう》」にしても、そこには葛根・桂皮《けいひ》・大棗《たいそう》・芍薬《しゃくやく》・麻黄《まおう》・生姜《しょうきょう》・甘草《かんぞう》の7つの生薬が含まれています。

漢方では、その人の体質などを診て、それに合わせて必要な生薬を組み合わせていくのが基本です。ですから同じ疾患でも、体質などに違いがあれば組み合わせる生薬も変わってきます。

いずれにしても、生薬にはそれぞれに異なる薬効があるので、漢方薬は「1種類であっても多剤を飲んでいるのと同じ」と理解しておきましょう。

◆「甘草」「麻黄」「附子」を含むものは気をつける

漢方薬に関しては信頼できるエビデンスがあまり存在していません。そのなかにあって、日本老年医学会『高齢者の安全な薬物療法ガイドライン』で、高齢者への有用性が認められるとされているものには「抑肝散《よくかんさん》」「半夏厚朴湯《はんげこうぼくとう》」「大建中湯《だいけんちゅうとう》」「麻子《まし》仁丸《にんがん》」「補中益気湯《ほちゅうえっきとう》」の5種類があります。

一方で生薬には、副作用のリスクが懸念されるものも存在します。たとえば、高齢者が服用する際に注意を要するのが「甘草」です。

「甘草」は、先ほどの「葛根湯」や有用性が認められている「抑肝散」「補中益気《ほちゅうえっき》湯《とう》」にも含まれているように、医療用漢方製剤の約70%に使われているポピュラーな生薬ですが、カリウムを排出する作用をもつため、西洋薬の利尿剤と併用して使うと低カリウム血症のリスクが高くなり、筋力低下、筋肉のけいれんや引きつり、麻痺《まひ》、不整脈などを起こすことがあります。

また「甘草」以外では、「麻黄」と「附子《ぶし》」も注意が必要です。「麻黄」には、中枢神経・交感神経系を活性化させて興奮状態にするエフェドリンという成分が含まれていて、血圧の上昇や動悸、不整脈などの副作用が出る可能性があります。「附子」はトリカブトの根からつくられている生薬で、不整脈や呼吸困難などを起こす毒性を有しています。

漢方薬は知見を積み上げ、生薬を適切に組み合わせてつくられてきた薬ですから、漢方薬のみを服用する分にはほとんど副作用がなく、安心して使うことができるでしょう。けれども西洋薬と併用する場合には、生薬がもつ薬効成分との相互作用で、思わぬ副作用が出る可能性もあります。

漢方薬は市販もされていて簡単に購入もできますが、「漢方薬だから安心」と考えず、使う際は薬剤師に疾患や現在服用している薬などを伝え、相談するようにしてください。

高齢者に有用性が示唆されている医療用漢方製剤

抑肝散 （よくかんさん）	認知症に伴う行動・心理症状のうち、易怒、幻覚、妄想、昼夜逆転、興奮、暴言、暴力などの陽性症状に有効
半夏厚朴湯 （はんげこうぼくとう）	誤嚥性肺炎の既往をもつ患者の嚥下反射、咳反射を改善させ、肺炎発症の抑制に有効
大建中湯 （だいけんちゅうとう）	脳卒中後遺症における機能性便秘、腹部術後早期の腸管蠕動運動促進に有効
麻子仁丸 （ましにんがん）	高齢者の便秘に有効
補中益気湯 （ほちゅうえっきとう）	慢性閉塞性肺疾患の自他覚症状、炎症指標および栄養状態の改善に有効

高齢者に使用する際に注意が必要な生薬

生薬	含まれている漢方薬	対象となる人	主な副作用
甘草 （かんぞう）	医療用漢方製剤の約70％	腎機能の低下した患者、ループ利尿薬使用患者	むくみ、高血圧、不整脈など低カリウム血症による諸症状
麻黄 （まおう）	麻黄湯、葛根湯など多数	コントロール不良の高血圧症患者、虚血性心疾患の患者、頻脈性不整脈の患者、排尿障害の患者	動悸、不整脈、血圧上昇
附子 （ぶし）	八味地黄丸、牛車腎気丸、桂枝加朮附湯など多数	コントロール不良の高血圧症患者、頻脈性不整脈の患者	口のしびれ、不整脈、血圧低下、呼吸障害
黄芩 （おうごん）	小柴胡湯など多数	インターフェロン使用中の患者、肝硬変の患者	間質性肺炎が生じやすい
山梔子 （さんしし）	加味逍遥散など多数	長期投与患者（数年～10年以上）	静脈硬化性大腸炎を生じることがある

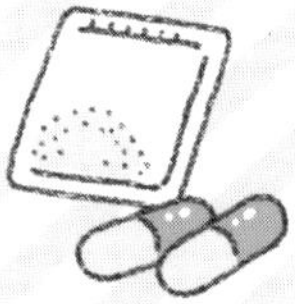

減薬では薬に優先順位をつける

「この薬は本当に必要か？」を考えてみる

多剤服用になっている状態を解消するには、飲むべき薬と不要な薬とを整理して、飲まなくてよいものは減らしていく減薬がいちばんの解決法です。

飲む必要のある薬にしても、重複処方や薬物相互作用（薬の飲み合わせで効果が増強したり、効果が打ち消されたりしてしまうこと）の出やすいものは避け、その方に最適なものを残して5種類以下になるように調整していくことが、副作用を避けるうえでは求められます。

もちろん、その調整は専門家である医師の仕事ですから、患者である皆さんが自己判断で行うのはいけません。

とはいえ、飲んでいる薬について「この薬は本当に必要なのだろうか？」と疑問をもってみることは、自分を守るためにも、あるいは家族を守るためにも意識されるとよいことだと思います。

たとえば高血圧の薬を飲んでいるのに、血圧の状態があまり変わらないという場合。「薬が効かないから、他の薬も出してほしい」となると、そこで薬はひとつ増えてしまいます。

けれども「高血圧の薬って本当に必要なのだろうか？」と、そもそものところを考えてみると、自分の数値と年齢と生活スタイルとを照らし合わせて、「薬を増やすよりも、食生活に気をつけて、運動を増やし、生活改善をしていくほうが効果はありそうだ」となるかもしれません。

80歳という年齢の方が脳梗塞や動脈硬化を予防するために、コレステロールを下げる薬を飲んでいるという場合もそうです。75歳以上の人が、コレステロールを下げる薬を飲んだことで脳梗塞が減ったというデータはほとんどありません。「本当にコレステロールを下げる薬は必要なのだろうか？」と原点に立ち返って考えていくと、脳梗塞予防のために飲み続ける必要はないかもしれませんし、減らすことで多剤服用のリスクを回避するほうが、その方にとってはよいことかもしれないのです。

手足のしびれをなくしたい、腰痛の再発が怖いなどの理由で飲んでいる対症療法の薬も、これを機に一度見直してみるとよいでしょう。服用しているけれどあまり効果がない。でも、これ以上症状が悪化するのは怖いから、お守り的に飲み続けている――そのような状況であれば、薬を飲み続ける必要はないのではないでしょうか。

むしろ薬を余計に増やすだけとなり、他の薬の種類によっては薬物相互作用による副作用を招く可能性があります。

◆心配なら主治医に薬の種類と量を相談してみよう

ただし繰り返しになりますが、医療機関から処方されている薬については勝手に服用をやめないようにしてください。

疑問点や心配な点があったら、まずは主治医に相談するというのが鉄則です。

医師は基本的に、副作用を避けるため、次の点に配慮して薬の種類と量を調整しています。

1. 薬の優先順位を考える
2. そのうえで本当に必要な薬かどうかを検討する

3. 高齢者が副作用を起こしやすい薬はできるかぎり避ける
4. 生活習慣の改善も併せて指導する

なかには昔ながらの「薬を出しておけばいい」という医師もいるかもしれませんが、全体からすると数はごくわずかですし、現在は処方に慎重な医師のほうが多勢です。

処方薬の数が多過ぎて飲み切れない、飲み残してしまうことが多いというときも、飲んだり飲まなかったりの状態が続かないように、主治医に服用量や回数を減らすことができないかを相談していただきたいと思います。

医師のほうは、出している薬はすべて飲んでもらっている前提で、症状や身体の調子を診ています。飲み残していることで効果が見られないことを、薬の効き方が悪いからと判断して、より強い作用の薬に切り替えた結果、状態を悪くしてしまうケースも起こりうるからです。

◆薬の優先順位はどう考えていくか

減薬では薬に優先順位をつけて、優先度の低いものから中止していくことになりますが、薬剤の深い知識をもたない患者さんの側が、その判断をつけていくことはほぼ不可能です。

ただし減薬の考え方を知っておくことは無駄ではありません。主治医に相談していただく際の参考になるかもしれませんので、私が扱った事例を紹介しておきましょう。

紹介するのは79歳の男性Yさんです。高血圧、狭心症、脳梗塞、右顔面チックがあり、7種類の薬を処方されていました。内訳はこのようなものです。

【血圧の薬】アテノロール（β遮断薬）・エナラプリル（ACE阻害薬）・ニフェジピンL
【抗血栓薬】アスピリン
【狭心症薬】ニコランジル
【抗けいれん薬】クロナゼパム

【睡眠薬】クアゼパム

Yさんは長らく一人暮らしで、その後息子さん夫婦と同居することになったのですが、同居後しばらくしてからふらつきが出るようになり、それがだんだんひどくなって、私のところに来院されました。

じつは一人暮らしの頃は、飲む薬が朝・夕・寝る前で変わることから自分で管理しきれず、飲んだり飲まなかったり、半分捨てたりが続いていたようです。ところが同居後は、お嫁さんがしっかり服薬管理をしてくれるようになったため、本来の正しい服用に変わって、それがふらつきの原因になっていると考えられました。要は薬の効き過ぎです。

受診時に測った血圧は上が100を切っており、心電図も徐脈で、ふらつきが出てもおかしくない状態でした。

これは血圧の薬を3種類も出されていること、またβ遮断薬の「アテノロール」には、高齢者が服用すると脈が遅くなってふらつきが出たり、認知機能が低下したりする副作用があることが要因と考えられました。

そこでまずは「アテノロール」を中止し、同じくふらつきの副作用がある抗けいれん薬の「クロナゼパム」と睡眠薬「クアゼパム」も中止することにしました。1日3回7種類の薬を1日2回の4種類に減らして2週間様子を見たところ、血圧と脈拍が戻って症状も軽くなったことで、次に血圧薬の「ニフェジピンL」を作用時間の少し長い「アムロジピン」に替え、狭心症薬の「ニコランジル」も中止することにしました。「ニコランジル」に関しては、狭心症との診断自体が問診だけに基づいたもので不確かだったからです。

最終的に、朝・夕・寝る前と1日3回7種類だったものを、朝1回3種類に減らしたわけですが、Yさんの体調は回復し、すっかり元気を取り戻しました。

減薬ではこのように薬に優先順位をつけて、下位のものから中止していくようにします。では何が下位で、どれからやめていくかは、患者さんそれぞれで異なってきます。その判断はできないまでも、薬との付き合い方は皆さんにぜひとも考えていただきたいことです。生活習慣病薬や鎮痛薬、胃薬などの身近な薬について、次ページから紹介しますので付き合い方の参考にしてください。

有害作用から不要な薬を中止できたケース

79歳男性。高血圧、狭心症、脳梗塞、右顔面チックに対する処方を受けていた。２週間前に息子と同居するようになってから、起立時、歩行時のふらつきが出現。

受診時 → ２週間後 → その後

受診時

朝	アテノロール	50mg
	エナラプリル	5mg
	アスピリン	100mg
朝・夕	ニフェジピンL	各10mg
	ニコランジル	各5mg
寝る前	クロナゼパム	3mg
	クアゼパム	15mg

２週間後

朝	エナラプリル	5mg
	アスピリン	100mg
朝・夕	ニフェジピンL	各10mg
	ニコランジル	各5mg

その後

朝	エナラプリル	5mg
	アスピリン	100mg
	アムロジピン	5mg

７種類、１日３回から
３種類、１日１回に簡便化

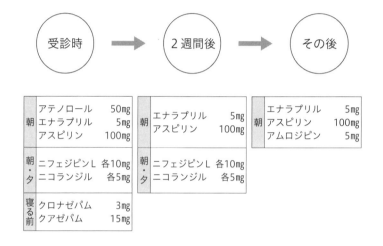

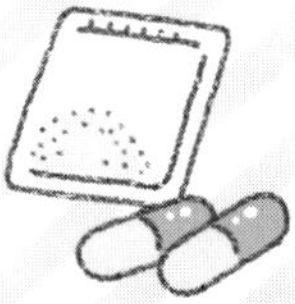

うまく付き合いたい身近な薬①

コレステロールの薬

よく使われるのは「スタチン系」

コレステロールを下げる薬として、よく用いられているのは「スタチン系」の薬剤です。この薬はコレステロールを合成するＨＭＧ-ＣｏＡ還元酵素の働きを抑えるため、コレステロール値が低下して、脳梗塞や心筋梗塞を減らすことにつながったとの研究結果が多数報告されています。

ただし75歳以上の高齢者を対象とした研究はほとんど見受けられないので、高齢者への処方はその方の状態をよく見たうえで、慎重に投与したほうがよいと私自身は考えています。

「スタチン系」薬剤は副作用が少ないとされていますが、０・数％という低い確率で、筋肉痛や身体のだるさが現れることがあり、ひどい場合は赤い尿が出たり、腎障害を起こしたりすることもあります。

とはいえ、副作用については、ときどき血液検査をして、「クレアチンキナーゼ」という筋肉由来酵素の血中濃度を調べていれば心配いりません。

他方でコレステロールの薬については、「そもそも飲むべきなのか」を考えていただくことも大切だと思っています。

悪玉のＬＤＬコレステロール値が基準値より高くなると、動脈硬化になりやすく、脳梗塞や心筋梗塞のリスクが跳ね上がるとされているので、数値の高さが気になる方は少なくないでしょう。

けれども『動脈硬化性疾患予防ガイドライン２０２２年版』などに掲載されている研究によると、コレステロールの薬を飲んだことで心筋梗塞の割合が減ったのは３割程度です。残り７割は薬を飲んでいても心筋梗塞を発症したことになります。それを考えれば「正常値を超えたからすぐ薬」となるのはどうでしょうか。

薬の種類を増やさないという観点からも、コレステロールに関しては、まず生活習慣の改善から取り組んでいただくほうがよいと思います。

それでも数値が高いままで下がらない場合、そこで薬の使用を考えていくというのがよいでしょう。

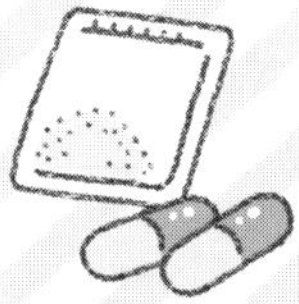

糖尿病の薬

◆高齢者には低血糖のほうがリスク

高血糖状態から糖尿病へと進むと、さまざまな合併症を引き起こしやすくなります。合併症には腎機能障害、末梢神経障害、動脈硬化、白内障や網膜症などがあり、失明や人工透析などにもつながっていきます。また認知症の発症リスクも高まることがわかっており、糖尿病を発症した場合は、薬による血糖値のコントロールが欠かせません。ただし血糖値をどのくらいまで下げるかは高齢者と若い人で異なります。

指標には「空腹時血糖値・随時血糖値」と約1か月間の血糖値の目安である「ＨｂＡ１ｃ（ヘモグロビン・エーワンシー）」がありますが、血糖管理では「ＨｂＡ１ｃ」の値を下げることが目標とされます。

65歳未満の人の「ＨｂＡ１ｃ」の基準値は、「正常値５・９％以下」「糖尿病予備群６・０〜６・４％」「糖尿病６・５％〜」であり、合併症を防ぐためにも６・０％未

高齢者糖尿病の血糖コントロール目標（HbA1c値）

<table>
<tr><td colspan="2">患者の特徴・健康状態[注1)]</td><td colspan="2">カテゴリーⅠ
①認知機能正常
かつ
②ADL自立</td><td>カテゴリーⅡ
①軽度認知障害～軽度認知症
または
②手段的ADL低下、基本的ADL自立</td><td>カテゴリーⅢ
①中等度以上の認知症
または
②基本的ADL低下
または
③多くの併存疾患や機能障害</td></tr>
<tr><td rowspan="3">重症低血糖が危惧される薬剤（インスリン製剤、SU薬、グリニド薬など）の使用</td><td>なし[注2)]</td><td colspan="2">7.0%未満</td><td>7.0%未満</td><td>8.0%未満</td></tr>
<tr><td rowspan="2">あり[注3)]</td><td>65歳以上75歳未満</td><td>75歳以上</td><td rowspan="2">8.0%未満
（下限7.0%）</td><td rowspan="2">8.5%未満
（下限7.5%）</td></tr>
<tr><td>7.5%未満
（下限6.5%）</td><td>8.0%未満
（下限7.0%）</td></tr>
</table>

治療目標は、年齢、罹病期間、低血糖の危険性、サポート体制などに加え、高齢者では認知機能や基本的ADL、手段的ADL、併存疾患なども考慮して個別に設定する。ただし、加齢に伴って重症低血糖の危険性が高くなることに十分注意する。

注1：認知機能や基本的ADL（着衣、移動、入浴、トイレの使用など）、手段的ADL（IADL：買い物、食事の準備、服薬管理、金銭管理など）の評価に関しては、日本老年医学会のホームページ（https://www.jpn-geriat-soc.or.jp/）を参照する。エンドオブライフの状態では、著しい高血糖を防止し、それに伴う脱水や急性合併症を予防する治療を優先する。

注2：高齢者糖尿病においても、合併症予防のための目標は7.0%未満である。ただし、適切な食事療法や運動療法だけで達成可能な場合、または薬物療法の副作用なく達成可能な場合の目標を6.0%未満、治療の強化が難しい場合の目標を8.0%未満とする。下限を設けない。カテゴリーⅢに該当する状態で、多剤併用による有害作用が懸念される場合や、重篤な併存疾患を有し、社会的サポートが乏しい場合などには、8.5%未満を目標とすることも許容される。

注3：糖尿病罹病期間も考慮し、合併症発症・進展阻止が優先される場合には、重症低血糖を予防する対策を講じつつ、個々の高齢者ごとに個別の目標や下限を設定してもよい。65歳未満からこれらの薬剤を用いて治療中であり、かつ血糖コントロール状態が図の目標や下限を下回る場合には、基本的に現状を維持するが、重症低血糖に十分注意する。グリニド薬は、種類・使用量・血糖値等を勘案し、重症低血糖が危惧されない薬剤に分類される場合もある。

【重要な注意事項】
糖尿病治療薬の使用にあたっては、日本老年医学会編『高齢者の安全な薬物療法ガイドライン』を参照すること。薬剤使用時には多剤併用を避け、副作用の出現に十分に注意する。

日本老年医学会・日本糖尿病学会編著：高齢者糖尿病診療ガイドライン2017, P 46, 南江堂, 2017

満となるよう厳格な血糖値の管理が必要でしょう。

一方、65歳以上の人に関しては、目標値がもう少し緩く設定されています。それにはいくつか理由があるのですが、いちばんは高血糖よりも低血糖になるほうが、認知症になるリスクが高まるためです。

また厳格に血糖値の管理をするとなると、食事制限、服薬管理、インスリン注射と血糖値の管理、運動療法などが必要となり、残りの人生においてＱＯＬの著しい低下を余儀なくされます。そこまでして厳格な管理は必要かということです。

さらに高齢になっていくと、合併症が出る前に寿命を迎えるケースもあるでしょう。超高齢で余命5年以内と推察されている人に、5年後は人工透析になる可能性があるからと厳密に血糖コントロールを行うことには、その方のＱＯＬを考えた場合、あまりメリットは見出せません。こうした考え方から、目標値に関しては、75歳未満でフレイルになっていない方は「7・0～7・5％未満」、75歳以上の方は「7・0～8・0％未満」と、65歳未満の人より少し緩めになっています。

◆糖尿病薬は副作用をもつものが多い

糖尿病薬には、低血糖の副作用をもつものが多く、高齢の方にはとくに慎重な投与が求められます。

かつて、他に有効な薬がないことからよく使われていた「スルフォニル尿素（SU）薬」は、効果が強く出ると重篤な低血糖を起こすことが知られています。

SU薬を使って血糖値を下げるアメリカでの大規模試験でも、厳しく血糖コントロールをしたグループのほうが、低血糖で亡くなる率が高かったとの結果が出ています。それもあり、現在は使用が減っています。

SU薬に代わる薬剤として出てきたのが「DPP-4阻害薬」です。インスリン分泌を促すホルモン「GLP-1」を分解する酵素（DPP-4）の働きを抑える薬です。「GLP-1」は血糖値が上がったときだけ作用するので、低血糖になる心配がほとんどなく、私も高齢の方には優先して使うようにしています。

このほかインスリンの働きを強化する薬として「ピオグリタゾン」「メトホルミン」などがあります。「ピオグリタゾン」は、インスリン分泌をよくする薬との併用で優れた効果を発揮しますが、体内に水分がたまりやすく、むくみや体重増加などの副作用がありません。「メトホルミン」はむくみや体重増加はないものの、肝障害や乳酸アシドーシスを起こす副作用があり、長らく使われなかった薬です。ただ上手に使えば非常に効果の高い薬であることがわかってきて、海外では積極的に使われています。また、糖の吸収と排泄を調節する「α-グルコシダーゼ阻害薬」「SGLT2阻害薬」などもあります。「α-グルコシダーゼ阻害薬」には便秘や下痢、お腹の張り、「SGLT2阻害薬」には脱水、尿路感染症といった副作用があります。

いずれにしても、糖尿病治療薬はさまざまな副作用をもつものが少なくありません。ですから血糖値を下げるために薬を飲むことが果たして必要かを考え、必要であれば個々の状態に合わせて処方してもらうことが重要です。

さらに付け加えるなら、血糖値が高くなり始めた糖尿病予備群あるいは糖尿病初期の段階で、もう一度生活を見直し、日常生活を改善して血糖値をコントロールしていくことが重要ではないかと思います。

糖尿病も生活習慣病です。もちろん必要な場合は薬を使っていただきながら、徹底的に生活習慣を改善して、進行を防いでいくのが基本であることを忘れないようにしてください。

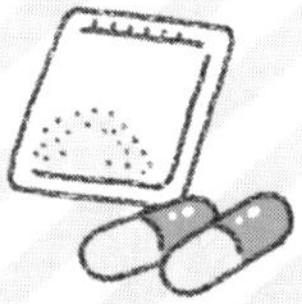

うまく付き合いたい身近な薬③

抗菌薬（抗生物質）

「とりあえず抗生物質」と考えるのはNG

かつて「抗生物質」と呼ばれていた薬剤は、現在「抗菌薬」と名称を変えています。

この名称からも明らかなように、抗菌薬（抗生物質）は、病気・症状の原因となっている細菌を殺すために用いられます。ターゲットはあくまで「細菌」ですから、「ウイルス」には効果を発揮してくれません。まずはこの作用を知っておいてください。

したがってウイルスが引き起こしている「風邪」や「インフルエンザ」「ヘルペス」などには、抗菌薬（抗生物質）は効かず、症状を緩和させるには抗ウイルス薬が必要となります。

そもそもになりますが、「風邪」には有効な治療薬というものがないのです。市販されている風邪薬は、つらい症状を抑えることが目的で、風邪を治す薬ではありません。医療機関でも、咳がつらいなら咳止め、発熱がつらいなら解熱鎮痛薬など、症状ごとにつらさを緩和させる薬が処方されます。

そのことを知らない方もまだまだ多く、「風邪をひいてつらいので、とりあえず抗生物質をくださ い」とおっしゃる方も少なからずいます。けれども、むやみに抗菌薬(抗生物質)を使うのは、次の点からもお勧めできません。

ひとつめは体内の有用菌も殺してしまうことです。腸内細菌のように非常に有用な働きをしてくれる菌を減らすことにつながり、腸内環境の悪化から便秘が増えたり、免疫力の低下を招いたりしやすくなります。

ふたつめが耐性菌の問題です。必要以上に抗菌薬(抗生物質)を飲み続けていると、薬への抵抗力をもった菌がつくられてしまい、必要なときに薬が効かない体となってしまいます。

典型的な例が「ＭＲＳＡ(メチシリン耐性黄色ブドウ球菌)」という耐性菌です。院内感染症の代表的な耐性菌ですが、元気なときは何でもなくても、ひとたび免疫力が落ちると悪さを始め、重篤な感染症を次々引き起こすうえ、抗菌薬(抗生物質)も効きません。

このような理由から、「とりあえず抗生物質」の考え方はしないようにしましょう。

処方されたら規定量を必ず飲み切る

抗菌薬（抗生物質）は、体内で悪さをしている病原菌を残らず退治するのが目的です。それには耐性菌をつくる前に、大量の薬を投与して血中濃度を高め、一気に菌をやっつけておく必要があります。

処方の際も、その点を考えて飲む日数と1回の用量が決められています。完全に殺菌するには処方通りに最後まで飲み切ってもらうことが大切ですので、途中で症状が消えても服用はやめないようにしましょう。

たとえば膀胱炎で5日分の薬が処方されたら、3日目あたりで症状がよくなっても最後まで飲み切ることが大事です。中途半端にやめると病状が再発する恐れがあります。抗菌薬（抗生物質）は最初にゴールを決めて処方されることが多いので、飲み切っても症状改善が見られない場合は他の病気の可能性があります。

うまく付き合いたい身近な薬④

鎮痛薬

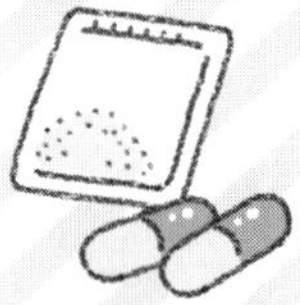

◆医療機関でよく使われる鎮痛薬

痛みや発熱があるときに、苦痛を和らげてくれる鎮痛剤は頼もしい味方です。市販薬でも、処方薬と同じ成分をもつ鎮痛薬があるため、常用している方も少なくないのではないでしょうか。

医療現場でも、痛みを訴える方には鎮痛薬が処方されます。現在よく使われているのは、

・非ピリン系解熱鎮痛薬（アセトアミノフェン）
・非ステロイド性抗炎症薬ＮＳＡＩＤｓ（ロキソプロフェン、ジクロフェナクナトリウム）
・ＣＯＸ-２選択的阻害薬（セレコキシブ）

・オピオイド系鎮痛薬（トラマドール）
・神経障害性疼痛《とうつう》治療薬（プレガバリン、ミロガバリン）

などです。

このうち「非ピリン系解熱鎮痛薬（アセトアミノフェン）」は胃腸障害が少なく、高齢の方に非常に多く使われています。一方で、腎機能の低下を起こす可能性があります。

また「NSAIDs（ロキソプロフェン、ジクロフェナクナトリウム）」も、多くの患者さんが服用している薬です。消炎、解熱、鎮痛効果がある薬ですが、長期で使うと胃潰瘍《いかいよう》や消化管出血などを起こすことがあり、腎機能の低下を招くこともあります。

「COX-2選択的阻害薬（セレコキシブ）」もNSAIDsのひとつで、筋骨格系の痛みの緩和には有効なのですが解熱作用はありません。さらに心筋梗塞のリスクを上げるとも言われています。

以上の3種類は炎症のある組織に作用するタイプの鎮痛薬です。対して中枢神経に作用するタイプが「オピオイド系鎮痛薬（トラマドール）」と「神経障害性疼痛治療薬（プレガバリン、ミロガバリン）」です。

この2つは胃腸障害や腎機能の低下といった副作用はないものの、中枢神経に作用する薬であるため、めまいやふらつきなどが起こることがあります。

◆一時使用はよいが常用はやめよう

鎮痛薬に関して気をつけたいのは、長期の服用を避けることです。痛みが起きるのが怖くて、症状がないのに予防的に飲む、お守り的に飲むといった、慢性的な服用につながる使い方はやめましょう。

前述したように、鎮痛薬には胃腸障害を起こすものもあります。長く飲み続けると胃潰瘍や腸などの消化管出血が起こりかねません。

アセトアミノフェンとロキソプロフェンは市販されていて、ドラッグストアで買うことができますが、長期服用をしていると歳を重ねることで弱ってきた腎機能をますます低下させてしまいます。ですからつらい痛みをなくしたいときだけ鎮痛薬の力を借りるようにして、症状が緩和されたら服用はやめるようにしましょう。

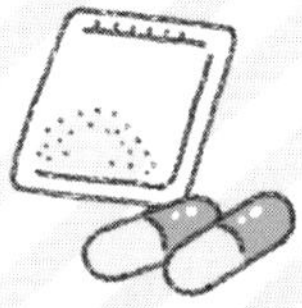

うまく付き合いたい身近な薬⑤

胃薬

◆高齢者は「H2ブロッカー」を避ける

胃腸薬も鎮痛薬同様、漢方系も含めてさまざまなタイプが市販されています。胃の調子が悪いとき、胃の粘膜を保護する作用のある薬を購入して使うのは問題ありません。また医療機関でも、鎮痛薬を処方する際には胃腸を保護するため、粘膜保護作用のある胃薬をセットにして飲んでもらいます。

ただし高齢者が服用する場合は、注意が必要な胃薬もあります。

「ヒスタミンＨ２受容体拮抗薬（Ｈ２ブロッカー）」と「プロトンポンプ阻害薬（ＰＰＩ）」の２種類です。

「ヒスタミンＨ２受容体拮抗薬」については、抗コリン作用のある薬のところでも説明をしましたが、抗ヒスタミン作用によって意識がもうろうとしたり、せん妄などを起こしたり、脳機能の低下につながったりするリスクがあります。

市販でも「H2ブロッカー」をアピールした胃薬が売られていますが、高齢の方は避けたほうが賢明です。

もうひとつの「プロトンポンプ阻害薬（PPI）」は、「H2ブロッカー」に代わって使われるようになった薬です。胃酸の分泌をピタリと抑えてくれるので、胃酸過多で胃が痛む方や、逆流性食道炎の方にはよい薬なのですが、胃酸の分泌を減らしてしまうことでの弊害もあります。

胃酸には殺菌効果があるので、「プロトンポンプ阻害薬（PPI）」を飲んでいると胃の中で菌が死滅せず、逆流したときに肺炎になりやすいと言われているのです。

加えて近年になってから、この薬を長年飲み続けるとカルシウムの吸収が阻害され、骨粗しょう症のリスクが上がることも報告されています。ですからエストロゲンの分泌が少なくなっている閉経後の女性は、服用を避けたほうがよいでしょう。

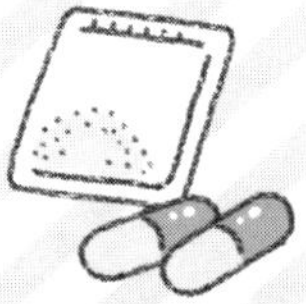

うまく付き合いたい身近な薬⑥

骨粗しょう症の薬

処方してもらうなら新しい世代の薬を

現在使われている骨粗しょう症の薬には、腸管からのカルシウム吸収を促して体内のカルシウム量を増やす薬、骨形成を促進する薬、骨吸収を抑制する薬などに大別されます。

かつて、よく用いられていたのがカルシウム製剤と活性型ビタミンＤ３製剤です。しかし、この２つを長年併用していると、血中のカルシウム濃度が上がり過ぎて高カルシウム血症を起こし、かえって骨折リスクを高めてしまったり、心臓病につながったりしてしまうことがわかりました。

そこで代わりとして登場したのが「ビスホスホネート」という薬です。ビスホスホネートは、骨を破壊する細胞「破骨細胞」の働きを抑えて骨を増やす薬です。骨折の予防効果もエビデンスが示されているので、現在はこの薬が骨粗しょう症薬として主流になっています。

ただし副作用がないわけではありません。骨は一定の間隔で再生と破壊を繰り返して強度を保っているのですが、薬でこのターンオーバーを止めてしまうため、長く服用を続けると骨にしなりがなくなり、万一、転倒して骨折をすると骨がくっつきにくくなったり、治りにくくなったりするリスクがあります。

とはいえ改良もされており、今は第三世代のビスホスネートも出てきています。新世代の薬は副作用もかなり改善されているうえ、服用の仕方もラクになってきています。

この薬は、飲んで胃から逆流すると食道炎を起こしやすいことで、他の薬とは別に飲む必要があり、朝食前の空腹時にたっぷりの水分と一緒に服用した後は、逆流しないよう横にならず一定時間起きていなければなりません。

介護状態にある方の場合、それが毎日では大変ということで、現在は1週間に一度だけの服用でよいものが主流です。最近では1か月に一度の服用でよいタイプ、経口《けいこう》ではなく注射するタイプなども出てきています。飲みにくさが難点でしたが、上手に使えば大変よい薬です。

うまく付き合いたい身近な薬⑦

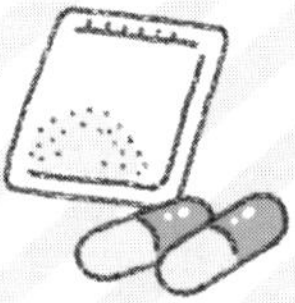

高血圧の薬

◆降圧目標は年齢、疾患の有無で異なる

高血圧の診断基準は、医療機関での測定血圧値が「140／90㎜Hg以上」、もしくは自宅での測定血圧値「135／85㎜Hg以上」の場合です。自宅での測定値が設けられているのは、医療機関で測定すると緊張から血圧が上昇してしまう場合があるからです。

高血圧は血管を傷つけ、脳卒中、心疾患、慢性腎臓病などにつながっていくことから、基準値を超えている方には血圧を下げる治療が行われます。ただし、降圧薬を飲むよりもまず優先すべきは、生活習慣の見直しと改善によって血圧を下げることです。

生活改善をしても血圧が下がらない場合、薬を使っての治療が行われます。その際の降圧目標の数値は、年齢、疾患の有無で異なってきます。たとえば75歳未満であれば、「130／80㎜Hg未満」、75歳以上であれば「140／90㎜Hg未満」です。この数値はいずれも血管障害や腎臓病などがない人の医療機関での測定値です。

ただ、75歳以上でフレイルが進んでいる方の場合、血圧を下げ過ぎると脳血流低下を起こし、立ち上がるときにふらつきやめまいが生じて、転倒・骨折につながり、寝たきりになる例もあります。

また、寿命が短くなるというデータも出ているため、機能が低下している高齢の方は、140㎜Hg未満まで無理に血圧を下げなくても、150、160ぐらいあってよいと私は考えています。

よく使われている薬は2種類

薬に関して話をすると、今最も多く使われているのが「カルシウム拮抗薬」です。細胞へのカルシウムの流入を抑えて血管を弛緩させ、拡げて血圧を下げる薬です。

古いタイプの薬には、作用時間が短く、血管がすぐ開いて血圧がストンと落ちるものがありますが、それによって頻脈《ひんみゃく》が起きたり、顔の火照《ほて》りや下肢のむくみが起こりやすい、不整脈を誘発して心不全や心筋梗塞を起こしやすいなどの副作用があるこ

高血圧患者の年齢・病態別の降圧目標

		診察室血圧	家庭血圧
75歳未満	目標	**130/80㎜Hg未満**	**125/75㎜Hg未満**
	ただし、以下の病態では、右の値を目標とする。 ●脳血管障害（両側頸動脈狭窄や脳主幹動脈閉塞あり、または未評価） ●尿タンパク陰性のCKD	**140/90㎜Hg未満** 130/80㎜Hg未満への降圧は個別に判断	**135/85㎜Hg未満** 125/75㎜Hg未満への降圧は個別に判断
75歳以上	目標	**140/90㎜Hg未満**	**135/85㎜Hg未満**
	ただし、以下の病態では、右の値を目標とする。 ●脳血管障害（両側頸動脈狭窄や脳主幹動脈閉塞なし） ●冠動脈疾患 ●尿タンパク陽性のCKD ●糖尿病 ●抗血栓薬内服中	忍容性があれば **130/80㎜Hg未満**	忍容性があれば **125/75㎜Hg未満**

●自力で外来通院できない健康状態の患者では、降圧治療のメリットとデメリット、実行可能性を含めて個別に判断する。

●診察室血圧と家庭血圧に乖離が生じた場合は、家庭血圧の値を優先して判断する。

●診察室血圧130～139/80～89㎜Hgの場合は、まず生活習慣の修正を開始または強化する。

引用：高血圧診療ガイド2020（日本高血圧学会）

とがわかってきました。そのため、最近は1日1回の服用でよい、作用時間の長いタイプが主流となってきています。

また「カルシウム拮抗薬」と並んでよく使われているのが、「アンジオテンシン系」の薬です。これには「アンジオテンシン変換酵素阻害薬（ACE）」と「アンジオテンシンⅡ受容体拮抗薬（ARB）」の2種類があります。

血管を収縮させて血圧を上げる「アンジオテンシン2」というタンパクがあり、このタンパクを産生する酵素をつくらせないのが前者、タンパクの受け取り先である受容体で受け取りをブロックするのが後者です。

2種類は、効果においてはそれほど大きな違いはありません。ただし前者の「アンジオテンシン変換酵素阻害薬」には空咳が出やすい副作用があります。日本人女性はとくに空咳の副作用が出やすいと言われています。

副作用の空咳が増えることで風邪と間違われ、風邪薬を処方されて胃をやられ、今度は胃薬を処方されるというように、「処方カスケード」につながっていきやすく、PART1で紹介したように、気管支炎を疑われて抗菌薬を出され、重篤な状態に陥ったケースもあります。

高齢者の咳には、有害なものを排出して誤嚥性肺炎を防ぐ利点もあるため、あえて「アンジオテンシン変換酵素阻害薬」を選ぶこともありますが、日本では基本的に副作用の少ない受容体拮抗薬のほうが多く使われています。

なお、降圧薬として最初に登場したのが「サイアザイド系利尿薬」で、利尿効果によって腎臓から水分とともに塩分を排出し、血液量を減らして血圧を下げる薬です。塩分摂取量の高い日本人には効くとされていましたが、利尿を促進することで低カリウム血症、低ナトリウム血症、高尿酸血症などの副作用があります。そのため現在は単独での使用は減っており、少量が含まれた「アンジオテンシン受容体拮抗薬」との合剤になっているものがほとんどです。

高血圧に関してはそもそも、薬を飲んだほうがよいのか不要なのか、下げるとしたらどこまで下げるかなど、さまざまな議論が続いています。

基本的に、中年世代やフレイルの進んでいない高齢世代は、「血圧が高いからすぐ薬」と考えるのには、ポリファーマシーの観点から賛成できません。前述したように生活習慣の改善を最優先にしましょう。

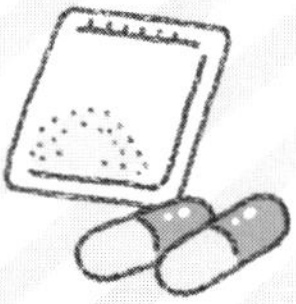

高齢者が飲まないほうがいい薬がある

◆高齢者が服用すると副作用が出る薬がある

薬には多かれ少なかれ、何かしらの副作用があります。なかでも身体機能が低下し始めている高齢者には、副作用の観点から「とくに使用を避けたい薬」というものがあります。たとえば老年症候群とされている老化症状には、薬に起因しているものもあります。加齢や病気が原因ではなく、薬によって引き起こされていることから、私たちはこれを「薬剤起因性老年症候群」と呼んでいます。

副作用を引き起こしやすい薬については慎重な投与が求められます。そこで日本老年医学会では、多くの高齢者に共通して、できるだけ服用を控えたほうがよい薬を「特に慎重な投与を要する薬物」としてリスト化し、公表しています。

１００ページから代表的な一般名と主な副作用も併せて紹介していますので、ぜひ参照してください。

単剤で見られる薬剤起因性老年症候群と主な原因薬剤

症候	薬剤
ふらつき・転倒	降圧薬（とくに中枢性降圧薬、α遮断薬、β遮断薬）、睡眠薬、抗不安薬、抗うつ薬、てんかん治療薬、抗精神病薬（フェノチアジン系）、パーキンソン病治療薬（抗コリン薬）、抗ヒスタミン薬（H2受容体拮抗薬含む）、メマンチン
記憶障害	降圧薬（中枢性降圧薬、α遮断薬、β遮断薬）、睡眠薬・抗不安薬（ベンゾジアゼピン）、抗うつ薬（三環系）、てんかん治療薬、抗精神病薬（フェノチアジン系）、パーキンソン病治療薬、抗ヒスタミン薬（H2受容体拮抗薬含む）
せん妄	パーキンソン病治療薬、睡眠薬、抗不安薬、抗うつ薬（三環系）、抗ヒスタミン薬（H2受容体拮抗薬含む）、降圧薬（中枢性降圧薬、β遮断薬）、ジギタリス、抗不整脈薬（リドカイン、メキシレチン）、気管支拡張薬（テオフィリン、アミノフィリン）、副腎皮質ステロイド
抑うつ	中枢性降圧薬、β遮断薬、抗ヒスタミン薬（H2受容体拮抗薬含む）、抗精神病薬、抗甲状腺薬、副腎皮質ステロイド
食欲低下	非ステロイド性抗炎症薬（NSAIDs）、アスピリン、緩下薬、抗不安薬、抗精神病薬、パーキンソン病治療薬（抗コリン薬）、選択的セロトニン再取り込み阻害薬（SSRI）、コリンエステラーゼ阻害薬、ビスホスホネート、ビグアナイド
便秘	睡眠薬・抗不安薬（ベンゾジアゼピン）、抗うつ薬（三環系）、過活動膀胱治療薬（ムスカリン受容体拮抗薬）、腸管鎮痙薬（アトロピン、ブチルスコポラミン）、抗ヒスタミン薬（H2受容体拮抗薬含む）、αグルコシダーゼ阻害薬、抗精神病薬（フェノチアジン系）、パーキンソン病治療薬（抗コリン薬）
排尿障害・尿失禁	抗うつ薬（三環系）、過活動膀胱治療薬（ムスカリン受容体拮抗薬）、腸管鎮痙薬（アトロピン、ブチルスコポラミン）、抗ヒスタミン薬（H2受容体拮抗薬含む）、睡眠薬・抗不安薬（ベンゾジアゼピン）、抗精神病薬（フェノチアジン系）、トリヘキシフェニジル、α遮断薬、利尿薬

◈リストを確認する際に気をつけてほしいこと

リストには、皆さんが服用している薬や、ご家族に処方されている薬が掲載されているかもしれません。高齢者は服用を控えたい薬、できるだけ使用を避けたい薬ですから、服用に不安を覚える方もいらっしゃるでしょう。

ただし「飲まないほうがよいのだ」と即断して、勝手に服用をやめてしまうのは避けてください。いきなり中止すると病状が悪化して、かえって危険が増してしまう可能性があるからです。

とくに専門的な治療を受けている場合は、専門的な見地に基づいて、リストに掲載されている薬剤が使用されているケースも少なくありません。

該当する薬があって不安を感じたときは、自己判断をせず、必ず医師や薬剤師に相談していただきたいと思います。

リストを仲立ちにして医師に不安や日頃の疑問を尋《たず》ね、適切なコミュニケーションが取れること、良好な関係を築くことに役立てていただきたいと思います。

高齢者は気をつけたい「慎重投与薬」リスト

高齢者は気をつけたい「慎重投与薬」

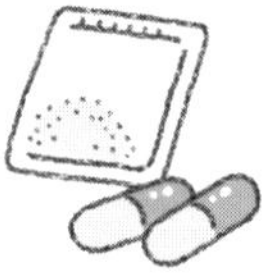

抗精神病薬

薬物

抗精神病薬全般

代表的な一般名

定型抗精神病薬（ハロペリドール、クロルプロマジン、レボメプロマジンマレインなど）
非定型抗精神病薬（リスペリドン、オランザピン、アリピプラゾール、クエチアピンフマル、ペロスピロンなど）

対象となる人

認知症患者全般

副作用

パーキンソン症状（運動減少、運動過多）、過鎮静、認知機能低下、脳血管障害と死亡率の上昇。非定型抗精神病薬には血糖値上昇のリスク

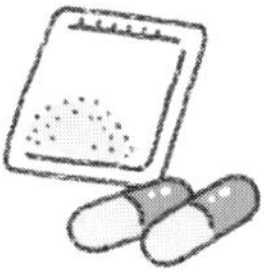

高齢者は気をつけたい「慎重投与薬」

睡眠薬 -1

薬物

ベンゾジアゼピン系

代表的な一般名

フルラゼパム、ハロキサゾラム、ジアゼパム、トリアゾラム、エチゾラムなどすべてのベンゾジアゼピン系睡眠薬・抗不安薬

対象となる人

すべての人

副作用

過鎮静、認知機能低下、せん妄、転倒・骨折、運動機能低下

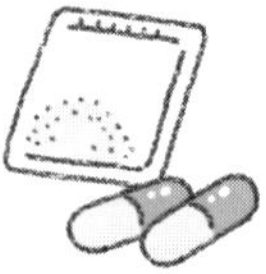

高齢者は気をつけたい「慎重投与薬」

睡眠薬 -2

薬物

非ベンゾジアゼピン系

代表的な一般名

ゾピクロン、ゾルピデム、エスゾピクロン

対象となる人

すべての人

副作用

転倒・骨折。その他ベンゾジアゼピン系と類似の有害作用の可能性あり

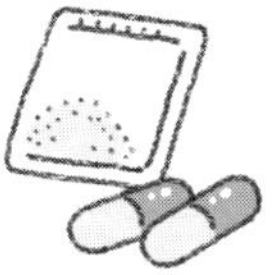

高齢者は気をつけたい「慎重投与薬」

抗うつ薬 -1

薬物

三環系抗うつ薬

代表的な一般名

アミトリプチリン、クロミプラミン、イミプラミンなど、すべての三環系抗うつ薬

対象となる人

すべての人

副作用

認知機能低下、せん妄、便秘、口腔乾燥、起立性低血圧、排尿障害、尿閉（尿が出なくなる）

高齢者は気をつけたい「慎重投与薬」

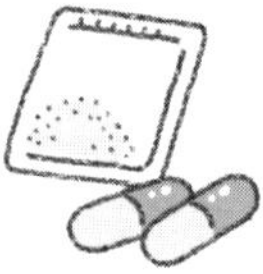

抗うつ薬 -2

薬物

SSRI（選択的セロトニン再取り込み阻害薬）

代表的な一般名

パロキセチン、セルトラリン、フルボキサミンマレイン、エスシタロプラム

対象となる人

消化管出血の既往歴のある人

副作用

消化管出血リスクの増大

高齢者は気をつけたい「慎重投与薬」

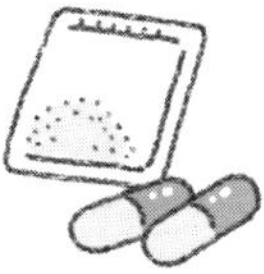

スルピリド（うつ病、胃潰瘍、十二指腸潰瘍の薬）

薬物

スルピリド

代表的な一般名

スルピリド

対象となる人

すべての人

副作用

パーキンソン症状（運動減少、運動過多）

高齢者は気をつけたい「慎重投与薬」

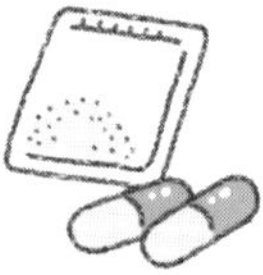

パーキンソン病治療薬（抗コリン薬）

薬物

パーキンソン病治療薬（抗コリン薬）

代表的な一般名

トリヘキシフェニジル、ビペリデン

対象となる人

すべての人

副作用

認知機能低下、せん妄、過鎮静、口腔乾燥、便秘、排尿障害、尿閉

高齢者は気をつけたい「慎重投与薬」

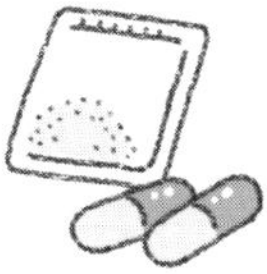

ステロイド（経口）

薬物

慢性安定期のCOPD（慢性閉塞性肺疾患）への経口ステロイド薬

代表的な一般名

プレドニゾロン、メチルプレドニゾロン、ベタメタゾンなど

対象となる人

慢性安定期のCOPD患者

副作用

呼吸筋の筋力低下および呼吸不全の助長、消化性潰瘍の発生

高齢者は気をつけたい「慎重投与薬」

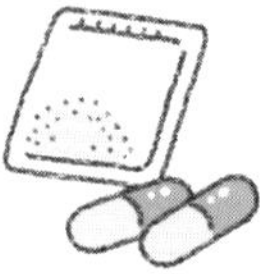

抗血栓薬 -1

薬物

心房細動患者への抗血小板薬

代表的な一般名

アスピリン、クロピドグレル、シロスタゾール

対象となる人

心房細動患者

副作用

抗凝固薬のほうが有効性が高い。出血リスクは同等

高齢者は気をつけたい「慎重投与薬」

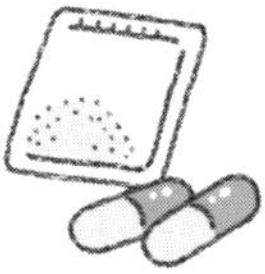

抗血栓薬 -2

薬物

上部消化管出血の既往がある患者へのアスピリン

代表的な一般名

アスピリン

対象となる人

上部消化管出血の既往のある人

副作用

潰瘍、上部消化管出血の危険性を高める

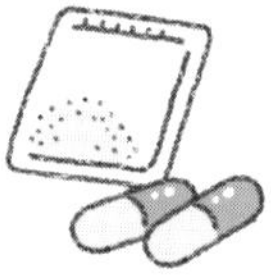

高齢者は気をつけたい「慎重投与薬」

抗血栓薬 -3

薬物

複数の抗血栓薬（抗血小板薬、抗凝固薬）の併用療法

代表的な一般名

アスピリン、クロピドグレル、シロスタゾール、ワルファリンカリウム、リバーロキサバン、エドキサバントシル、アピキサバン、ダビガトランエテキシラートメタンスルホン

対象となる人

すべての人

副作用

出血リスクが高まる

高齢者は気をつけたい「慎重投与薬」

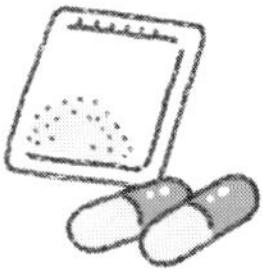

ジギタリス（強心薬）

薬物

ジゴキシン

代表的な一般名

ジゴキシン

対象となる人

0.125mg/日以上での使用者

副作用

不整脈、食欲不振、吐き気、視覚障害などのジギタリス中毒

高齢者は気をつけたい「慎重投与薬」

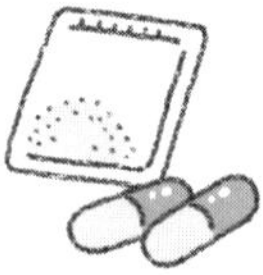

利尿薬 -1
(高血圧治療薬)

薬物

ループ利尿薬

代表的な一般名

フロセミドなど

対象となる人

すべての人

副作用

腎機能低下、起立性低血圧、転倒、電解質異常

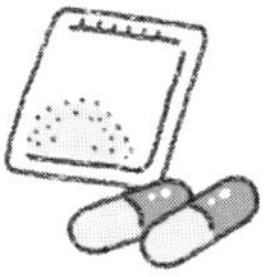

高齢者は気をつけたい「慎重投与薬」

利尿薬 -2（高血圧治療薬）

薬物

アルドステロン拮抗薬

代表的な一般名

スピロノラクトン、エプレレノン

対象となる人

すべての人

副作用

脱力感、不整脈、しびれなどの高カリウム血症、頭痛、吐き気、下痢、便秘

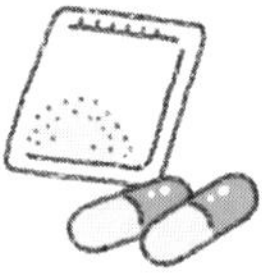

高齢者は気をつけたい「慎重投与薬」

β遮断薬（高血圧治療薬）

薬物

気管支喘息、COPD（慢性閉塞性肺疾患）への非選択的β遮断薬

代表的な一般名

プロプラノロール、カルテオロール

対象となる人

気管支喘息、COPD（慢性閉塞性肺疾患）の患者

副作用

呼吸器疾患の悪化や喘息発作誘発

高齢者は気をつけたい「慎重投与薬」

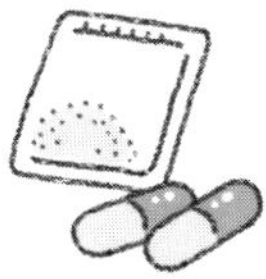

α遮断薬（高血圧治療薬）

薬物

受容体サブタイプ非選択的α1受容体遮断薬

代表的な一般名

テラゾシン、プラゾシン、ウラピジル、ドキサゾシンメシルなど

対象となる人

すべての人

副作用

起立性低血圧、転倒

高齢者は気をつけたい「慎重投与薬」

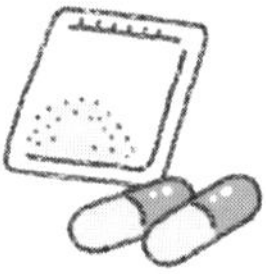

第一世代 H1受容体拮抗薬 （抗アレルギー薬）

薬物

H1受容体拮抗薬（第一世代）

代表的な一般名

すべての H1 受容体拮抗薬（第一世代）

対象となる人

すべての人

副作用

認知機能低下、せん妄のリスク、口腔乾燥、便秘

高齢者は気をつけたい「慎重投与薬」

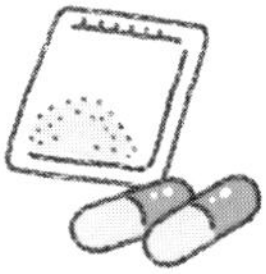

ヒスタミンH2受容体拮抗薬（胃薬）

薬物

H2受容体拮抗薬

代表的な一般名

すべてのH2 受容体拮抗薬

対象となる人

すべての人

副作用

認知機能低下、せん妄のリスク

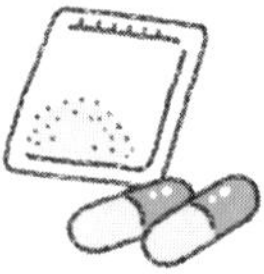

高齢者は気をつけたい「慎重投与薬」

制吐薬

薬物

制吐薬

代表的な一般名

メトクロプラミド、プロクロルペラジンマレイン、プロメタジンメチレンジサリチル

対象となる人

すべての人

副作用

ドパミン受容体遮断作用により、パーキンソン症状の出現・悪化が起きやすい

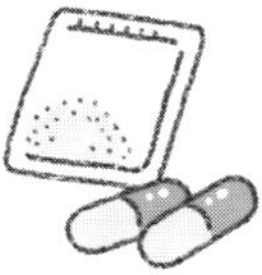

高齢者は気をつけたい「慎重投与薬」

緩下薬

薬物

腎機能低下への酸化マグネシウム薬

代表的な一般名

酸化マグネシウム

対象となる人

腎機能低下の人

副作用

悪心、嘔吐、筋力の低下、呼吸不全などの高マグネシウム血症

高齢者は気をつけたい「慎重投与薬」

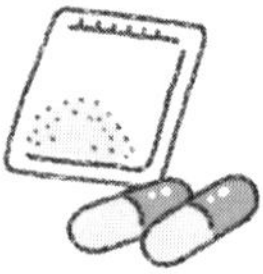

糖尿病薬 -1

薬物

スルフォニル尿素（SU）薬

代表的な一般名

クロルプロパミド、アセトヘキサミド、グリベンクラミド、グリメピリド

対象となる人

すべての人

副作用

低血糖とそれが長引くリスク

高齢者は気をつけたい「慎重投与薬」

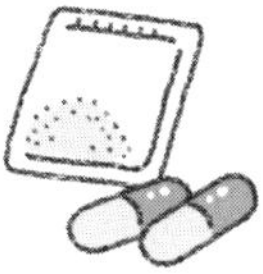

糖尿病薬 -2

薬物

ビグアナイド薬

代表的な一般名

ブホルミン、メトホルミン

対象となる人

すべての人

副作用

低血糖、乳酸アシドーシス、下痢

高齢者は気をつけたい「慎重投与薬」

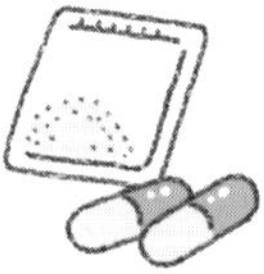

糖尿病薬 -3

薬物

チアゾリジン薬

代表的な一般名

ピオグリタゾン

対象となる人

すべての人

副作用

骨粗しょう症・骨折（女性)、心不全

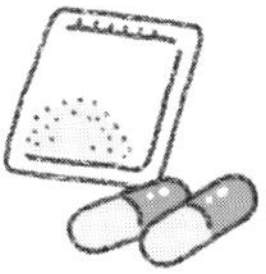

高齢者は気をつけたい「慎重投与薬」

糖尿病薬 -4

薬物

α-グルコシダーゼ阻害薬

代表的な一般名

アカルボース、ボグリボース、ミグリトール

対象となる人

すべての人

副作用

下痢、便秘、おなら、お腹の張り

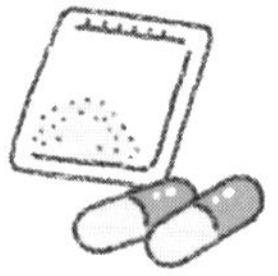

高齢者は気をつけたい「慎重投与薬」

糖尿病薬 -5

薬物

SGLT2阻害薬

代表的な一般名

すべてのSGLT2阻害薬

対象となる人

すべての人

副作用

脱水、尿路・性器感染症のリスク

高齢者は気をつけたい「慎重投与薬」

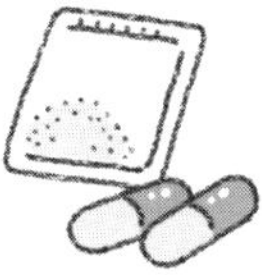

インスリン

薬物

スライディングスケールによるインスリン投与

代表的な一般名

すべてのインスリン製剤

対象となる人

すべての人

副作用

低血糖のリスクが高い

高齢者は気をつけたい「慎重投与薬」

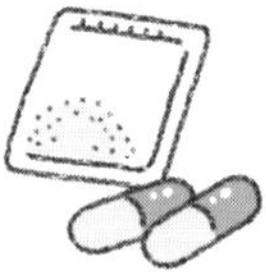

過活動膀胱治療薬 -1

薬物

オキシブチニン経口薬

代表的な一般名

オキシブチニン

対象となる人

すべての人

副作用

尿閉、認知機能低下、せん妄のリスク、口腔乾燥、便秘

高齢者は気をつけたい「慎重投与薬」

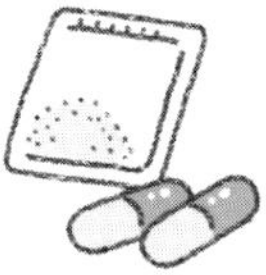

過活動膀胱治療薬 -2

薬物

ムスカリン受容体拮抗薬

代表的な一般名

コハク酸ソリフェナシン、トルテロジン、フェソテロジンフマル、イミダフェナシン、プロピベリン、オキシブチニン塩酸塩経皮吸収型

対象となる人

すべての人

副作用

口腔乾燥、便秘、排尿障害、尿閉

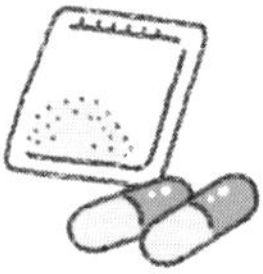

非ステロイド性抗炎症薬（NSAIDs）

薬物

痛み止め・解熱薬の非ステロイド性抗炎症薬（NSAIDs）

代表的な一般名

すべてのNSAIDs

対象となる人

すべての人

副作用

腎機能低下、上部消化管出血のリスク

PART 3

今日から始める減薬生活

減薬するための医療関係者との付き合い方❶

自己判断で急にやめないで相談する

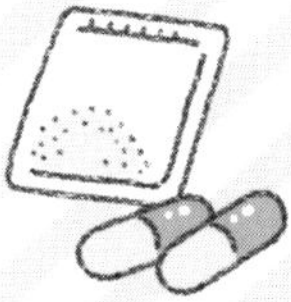

◆急にやめると怖い薬がある

ポリファーマシーを避けるには「多過ぎる薬は減らす」ことが何よりも大事になります。ただし、減薬＝薬を一切やめていいということではありません。

薬の処方には目的があります。また急にやめることで、かえって危険な薬というものもあります。

薬を急にやめたことによって、それまで抑えられていた症状がかえって悪化する場合があり、これをリバウンド現象と言います。

たとえばベンゾジアゼピン系の睡眠薬や抗不安薬、抗うつ薬は、いきなり服用を中断してしまうことで、体内に薬があるのが当たり前だった状態がそうではなくなり、離脱症状が起きやすくなります。しかも徐々に調子が悪くなるのではなく、急激に症状が悪化するケースが少なくありません。

同様に降圧剤のβ遮断薬も、急にやめると狭心症の悪化、不整脈の誘発、血圧の上昇などのリバウンド現象を生じるとされています。

また副腎皮質ステロイドも、体外から強力な副腎皮質ホルモン（ステロイド）を投与することで、もともと副腎でつくられていたステロイドの量が以前よりも減少しています。この状態で薬を急にやめると、炎症を抑えるものがなくなり、ひどい炎症が再発することがあるのです。

このような離脱症状やリバウンド現象を起こす薬をやめるときは、慎重に、少しずつ減らしていく必要があるので、必ず医師や薬剤師に相談してください。

徐々に減量すべき薬剤

- 副腎皮質ステロイド
- 抗けいれん薬
- β遮断薬
- バルビツール酸
- 硝酸薬
- 抗うつ薬
- メチルドパ
- ベンゾジアゼピン
- 向精神薬

使っている薬は必ず伝える

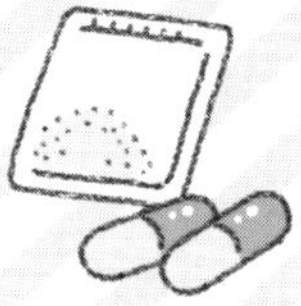

「記憶」ではなく「記録」で重複処方を回避

病気ごとに異なる医療機関にかかっていると、薬が重複していたり、種類が増え過ぎたりしてポリファーマシーにつながりやすくなります。

医師の立場からすると、ほかの医療機関でもらっている薬があれば、必ずそのことを教えてほしいと思います。私が診た患者さんの中には、薬の名前は違っているけれども効能が同じ薬を飲んでいる方や、さまざまな診療科から痛み止めの薬が出されていた方がいました。

複数の医療機関や診療科にかかっている場合、こうした重複処方が起こりやすくなります。それを避けるためにも、使っている薬をすべて正確に伝えてほしいのです。

「正確に」と言ったのは、「高血圧の薬を飲んでいます」と伝えるだけでは十分ではないということです。血圧の薬とひと口に言っても、その種類は１００ぐらいありますから、名前がうろ覚えだったりすると正確なところがわかりません。

また同じ薬でも処方量が違うことがあります。錠剤には5㎎のものと10㎎のものがあり、どちらを何錠処方されているのかで医師の判断が変わります。

ですから「記憶」ではなく、「記録」で伝えてください。つまり「お薬手帳」を必ず持参してほしいのです。

「お薬手帳」には、これまでに出されている薬が量と併せて記録されているので、同じような薬を出してしまうことが避けられます。その方に出ている症状が「重複処方や出されている薬の副作用ではないか」と判断をつける材料にもなります。

また「お薬手帳」は1冊にまとめることも重要です。複数の調剤薬局を利用している方の中には、薬局ごとに「お薬手帳」があることも少なくありません。数冊に分かれてしまうと、持参し忘れたり、薬のつき合わせが大変になったりします。自分の病気と飲んでいる薬をすべて把握してもらえるように、薬歴は1冊にまとめておきましょう。

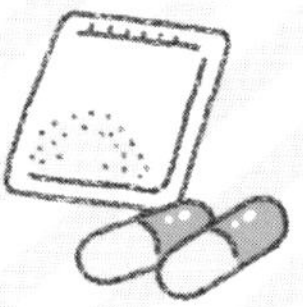

飲んでいるサプリメントや健康食品、市販薬の情報は主治医に教える

「薬じゃないから大丈夫」と思わないで

サプリメントや健康食品は薬とは違うから、飲んでいても問題ないと思われている方は多いのではないでしょうか？

また同じく、市販薬は病院で処方される薬と違って作用は強くないから大丈夫と考えている方もいると思います。

ところが、決してそうではありません。なかにはサプリメントや健康食品、市販薬と医療用医薬品（病院で処方される薬）を併用したことで、治療効果に重大な影響を及ぼしたり、思わぬ副作用が生じたりすることがあるのです。

たとえば血液を固まりにくくする「ワルファリン」という薬があります。この薬とビタミンKを多く含むクロレラ食品や青汁などを一緒にとっていると、薬の効果が弱くなり、血栓をつくりやすくしてしまいます。

また、セイヨウオトギリソウ（セント・ジョーンズ・ワート）は、更年期症状や不眠、抑うつに効果があるハーブとして、サプリメントや健康食品、ハーブティーのかたちで販売されていますが、免疫抑制剤や気管支拡張薬、抗てんかん薬、強心薬、抗不整脈薬などの働きを減弱させます。

認知症予防になる、血糖値を下げるなど、何かしらの効果をうたう健康補助食品の中には、主成分や基剤が不明なものも多数あります。宣伝されているような効果はほとんど得られないうえ、処方薬との飲み合わせに悪影響を及ぼすことがあるので、安易にこうしたものに頼らないほうがよいでしょう。

市販薬も、総合感冒薬など複数の成分を含有している薬の場合、ベラドンナ総アルカロイドのような、医療機関ではほとんど使われない強力な抗コリン作用をもつ薬物が含まれていたりします。誤った使い方や、処方薬との重複などによって重篤な副作用を誘発するリスクがあるので、「市販薬だから大丈夫」というわけではありません。

ですから、サプリメントや健康食品、市販薬についても、飲んでいるものがあれば必ず医師に情報を伝えましょう。

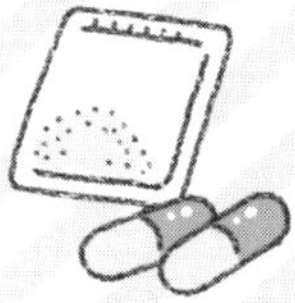

むやみに薬を欲しがらない

◆安易な薬信奉は薬の数を増やすだけです

昔ほどではないものの、日本は今でも、世界と比較すると「薬漬け大国」と言ってよい状況にあります。そのためポリファーマシーが起こりやすいと言ってもよいでしょう。これには医師の側と患者さんの側、双方に原因があります。

「不調や病気は薬を飲めば治る」と患者さんの側が考えていると、薬はとくに必要のない症状であっても「薬をください」となります。

「医療機関は薬をもらいに行くところ」と思い込んでいる方も実際にはまだまだ多く、私も「薬は出ないのですか？」「心配だからください」とお願いされることが少なくありません。このように言われると、「本当は必要ないのだが」と思いながら、医師の側も「とりあえず出しておこうか」となりがちです。

それが多剤併用にもつながっていくことを考えると、安易に薬をもらわない、薬を出さないことがポリファーマシー防止となります。

また「この症状にはこれが効く」「この病気はこの薬で治る」といった、センセーショナルなメディア情報に振り回されるのもやめましょう。

高齢の方は健康への関心が高く、メディア情報を信頼している方も多数いて、あまり疑問を抱かず鵜呑《うの》みにしてしまう傾向があります。しかしテレビや週刊誌、新聞などで取り上げる健康関連の話題は非常に断片的で、治療の役には立ちません。

薬の飲み合わせに関しては、2種類までなら一緒に飲まないほうがよいものがある程度までわかっています。けれども3種類以上になるとほとんどわかっていないのが現状です。薬があれば安心と思い込んで、むやみに薬をもらいたがると、どこで薬剤の副作用が生じるかわかりません。

ですから、もし「医療機関は薬をもらいに行くところ」「薬さえあれば安心」といった考えがあるなら、それはぜひ改めていただきたいと思います。

医療機関は病気やケガを診てもらうところで、薬をもらいに行くところではありません。その点を忘れないようにしてください。

減薬するための医療関係者との付き合い方⑤

かかりつけ薬局を決める

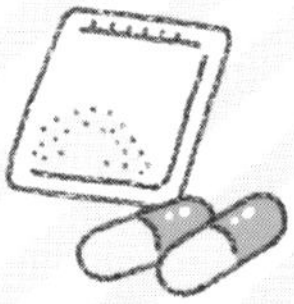

◆医師に話しづらかったら薬剤師に相談してもよい

医師の立場からすると、薬に関して疑問や不安に感じたことは遠慮なく尋ねていただきたいのですが、なかには「お医者さんには聞きづらい」という方もいるかもしれません。

過去に、何かを尋ねて機嫌を悪くされた、まともに答えてもらえなかったなどの経験をおもちの方だと、医師への遠慮から「この薬は本当に必要なのか」と感じても口には出せないのはわかります。

だからといって自己流の判断で服用をやめることだけはしていただきたくないので、もし疑問や不安があったら、別の専門家「薬剤師」に頼るのもひとつの方法です。そのためには「かかりつけ薬局」をひとつもっておくことが重要です。

複数の医療機関を受診している方の場合、それぞれの医療機関の近くにある調剤薬局で処方薬を受け取っているケースがよく見られます。なかには調剤薬局ごとに「お薬手帳」をもっている方もおられます。

多剤併用を防ぐには、飲んでいる薬を一元管理できる状態にしておくことがとても大切です。「お薬手帳」はそのためにあるものですから、医療機関や調剤薬局が複数にまたがっていても、最低限「お薬手帳」を1冊にまとめておくことだけはしておいてほしいと思います。

さらに先ほど触れたように、「かかりつけ薬局」は、ぜひ決めておかれることをお勧めします。できれば、かかりつけ薬剤師もつくっておくとよいでしょう。そうすれば薬についてわからないこと、飲み合わせや副作用に関することなどを気兼ねなく相談できます。

担当する薬剤師が同じであれば、多剤併用になっていたり、飲み合わせに問題があったりしたときにすぐに気づいてもらえますし、疑問点は薬剤師のほうから薬を処方した医療機関に直接問い合わせをしてくれます。

「かかりつけ医（主治医）」と「かかりつけ薬局（薬剤師）」をつくっておけば、医薬連携もスムーズに進み、適切な治療を受けることができて安心です。

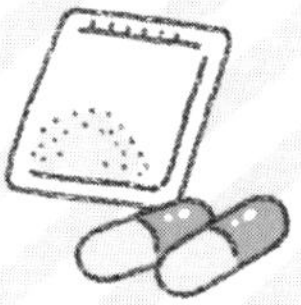

若い頃とは違うということを意識する、若いときと同じとは思わない

◆実年齢より若々しく見えても身体の衰えは始まっている！

若々しさの度合いは、歳を重ねるにつれて個人差が大きくなっていきます。実年齢よりも健康的で若々しく見える人もいれば、実年齢以上に老けた印象の人もいるように、中年期から高齢期は、同じ年齢でありながら大きな開きを見せるようになっていきます。

医学的に証明されているわけではありませんが、生物学的な老化度が見た目とかかわっていることは否定できません。臓器や身体機能の衰えは、やはり外見にも影響を与えるでしょう。

しかしながら見た目が実年齢より若々しくても、身体の衰えは始まっていることを忘れてはいけません。若さを大事にしている人ほど、若いときの健康観をそのまま引きずって、身体の変化や衰えを加齢から来るものと認められないように感じますが、若い頃とは違うということを心に留めておきましょう。

加齢とともに身体の状態や薬の効き方は変化します。

ですから薬の飲み方も、薬に対する考え方も変えていく必要があるのです。具合が悪いところが出てくるたびに、「昔のようにちょっと薬をもらっておけばすぐに治る」と考えていたら、飲む必要のない薬の量は増えてしまいますし、代謝や排泄機能が落ち始めているのに若いときと同じように薬を飲んでいると、効き過ぎて思わぬ副作用が出てくる可能性があります。

その副作用を「副作用」とわからず、さらに薬が追加されていく「処方カスケード」を招く確率も上がってしまいます。

高齢になるにつれ、残念ながら不調や病気を完全に治すことはむずかしくなっていきます。そのため薬の種類を増やさず、なおかつ「より安全に使う」ことが大切になっていきます。

年齢を重ねるにしたがって若いときとは異なる身体になっていくこと、機能の変化や低下が生じ始めていることを自覚して、薬のもらい方や不調・病気への向き合い方を考えていくようにしましょう。

薬がいらない生活習慣の実践も減薬のコツ

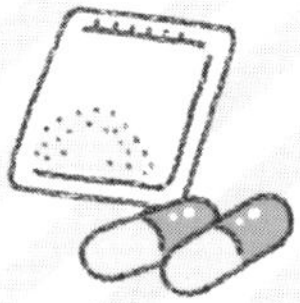

◆生理的変化は薬より生活改善が有効な場合も

昔のように眠れなくなった、昔みたいに排尿ががまんできなくなった、これらは加齢による生理的な変化です。閉経後の女性も、血管のしなやかさやコレステロールのコントロールをしてくれていたエストロゲンの分泌が減ることで、血圧や血中コレステロールの値が上がりやすくなります。これも病気というよりは生理的な身体の変化です。

不眠や頻尿、高血圧、脂質異常、高血糖には病気から来ているものもありますので、その場合は治療が必要ですが、生理的な変化によるものは病気ではありません。ですから薬よりも、生活の仕方を少し変えたり工夫したりするほうが効果的です。

とくに高齢の方によく見られる不調や病気には、たくさんの薬を飲むよりも、薬がいらない生活習慣の実践が有効な場合もあります。生活習慣を工夫することで薬を飲まずに済みますから、減薬にもつながっていきます。

たとえば「眠れない」悩みですが、不眠には糖尿病や慢性疼痛といった身体的な疾患から来ているものもあれば、若いときにストレスから不眠気味になり、それが続いているメンタル的なものもあります。

一方で、高齢になると若いときとは睡眠の質が変わってきます。具体的には睡眠時間が短くなり、眠りも浅くなるのです。

◆「眠れないなら睡眠薬」と飛びつかない

これは加齢によって脳が変化してくるためです。高齢の方の睡眠時間は平均すると4~5時間。眠りの質も、深くぐっすりと眠る「深いノンレム睡眠」の時間が少なくなり、「浅いレム睡眠」が多くなります。

「深いノンレム睡眠」の時間が減ることで全体的な睡眠時間が少なくなり、なおかつ「深くぐっすり眠った」実感が得られにくくなります。

高齢の患者さんからは「眠れない」「寝てもスッキリしない」といった相談を受けることが大変に多いのですが、加齢変化によって、若いときのように長時間ぐっすり眠ることは生理的にもむずかしいのです。

さらに言うと、床《とこ》についている時間は高齢になるほど長くなります。高齢者は仕事や学業などから解放されて時間だけはたっぷりとありますので、眠れないとなると、少しでも睡眠状態を改善しようと早めに床につく方が多いのです。

ところが早く横になっても眠りにつけず、寝つけたとしても眠りが浅いためスッキリと寝られた感じがしない。だから「睡眠薬をください」となる方がたくさんいらっしゃいます。PART2で触れたように睡眠薬は高齢者への慎重投与が求められる薬です。脳の細胞を眠らせて、脳の活動を落とすため、常用すると認知機能の低下を促進させてしまうことになりかねません。市販されている睡眠改善薬も、抗ヒスタミン作用をもち、せん妄を引き起こす薬が多いので安易に使うのは危険です。

「どうしても」という場合は、睡眠を促すホルモン「メラトニン」と似た作用をもち、依存性や副作用が比較的少ない「ラメルテオン」という睡眠薬を処方してもらう方法もありますが、睡眠薬依存を防ぐうえでも、まずは生活を変えてみることから始めていきましょう。

◆リズムを意識した生活習慣が大事

眠れないと訴える方に私が勧めているのは「遅寝早起き」の習慣です。高齢になると睡眠時間は4~5時間が当たり前です。少しでも長く寝ようと夜の8時や9時に床につくと、夜中の2時、3時に目が覚めてしまいます。ですから目覚めたら朝になっているよう逆算して、夜の10時、11時ぐらいに布団に入る生活に変えてみてください。

それから朝起きたら、必ず日の光を浴びましょう。日光を浴びると「メラトニン」の分泌が減り、身体が覚醒に向かいます。暗くなるとまた「メラトニン」が出てきて眠くなるのが身体に備わっているリズムです。このリズムを崩さないようにすることです。昼寝も、するのであれば15~20分程度に留めましょう。

必要以上に薬に頼らないためには、リズムを意識した生活習慣がやはり大事になってきます。遅寝早起きで睡眠リズムをつくり、軽い運動で身体を動かし、食生活も整える。こうしたことを大切にしてください。

中性脂肪を増やさない食べ方の工夫

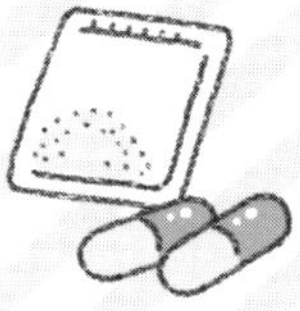

◆脂肪分より「糖分」に気をつける

コレステロールと並び、数値の高さが問題とされているのが中性脂肪です。中性脂肪は身体を動かすエネルギー源のひとつですが、使われずに残った分は体内に蓄積され、肥満の原因となります。

中性脂肪を増やさないためには、脂身の多い肉類、揚げ物、バターや牛乳など脂肪分を多く含む食品の摂取を減らすことが大切です。ただ乳製品に関してはカルシウムを多く含み、骨粗しょう症対策としてとり入れていきたいものですので、牛乳なら1日コップ1杯に留めるなど、量をとり過ぎないように気をつけて食事に加えていくとよいでしょう。

脂肪分のほか、近年になって「中性脂肪を増やす」として注意喚起されているのが糖分です。砂糖をたくさんとって血中の糖質が過剰になると、余剰分は中性脂肪に変えられたうえで、いざというときのエネルギー源にするために蓄えられます。しかも高血糖状態が続くことで、糖尿病につながるリスクも高まります。

砂糖が多く使われているお菓子はもちろん、果物やスポーツドリンクにも多くの糖分が含まれていますので、果物を食べ過ぎたり、スポーツドリンクをお茶や水代わりに飲んだりすることは控えましょう。

中性脂肪に限らず、身体の健康を考えたときの食生活全般に通じる基本は「バランスのよい」食事であることです。

野菜は多ければ多いほどよいため、量がとれる煮野菜、ビタミンが摂れる生野菜の両方で摂っていくようにし、魚や肉などの動物性たんぱく質もしっかり食べるようにしてください。

高齢になると肉より魚の割合が増えていきがちですが、筋肉をつくるには肉をとることも必要です。脂肪の少ない赤身の部分なら中性脂肪を極端に増やすことはありません。

筋力低下を防ぐ意味でも、肉と魚は1対1ぐらいの比率で食べることを意識していかれるとよいでしょう。

骨を強くする運動で骨粗しょう症は防げる

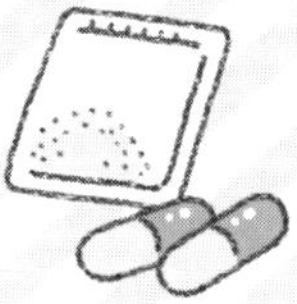

◆「かかと落とし」運動で骨を丈夫に

骨粗しょう症予防では、小魚や乳製品などカルシウムの多い食品を積極的にとるだけでなく、骨を丈夫にする運動を行うことも有効です。骨は重力負荷がかかるほど強くなっていくので、手軽にできる運動を毎日続けてみてください。

お勧めしたいのが「かかと落とし」運動です。やり方は至って簡単です。姿勢をよくして、かかとを上げながらゆっくりと大きく伸び上がり、そこから一気にストンとかかとを落とします。ふらつき予防のため、椅子の背やテーブルなどに手を添えて行うとよいでしょう。

かかとに衝撃が加わると、その衝撃で全身の骨細胞が刺激されて骨をつくる「骨芽《こつが》細胞」を増やしてくれます。ふくらはぎの筋肉が鍛えられるので転倒予防にもなります。目標は毎日30回です。慣れたら回数を増やしていきましょう。

骨を強くする「かかと落とし」運動

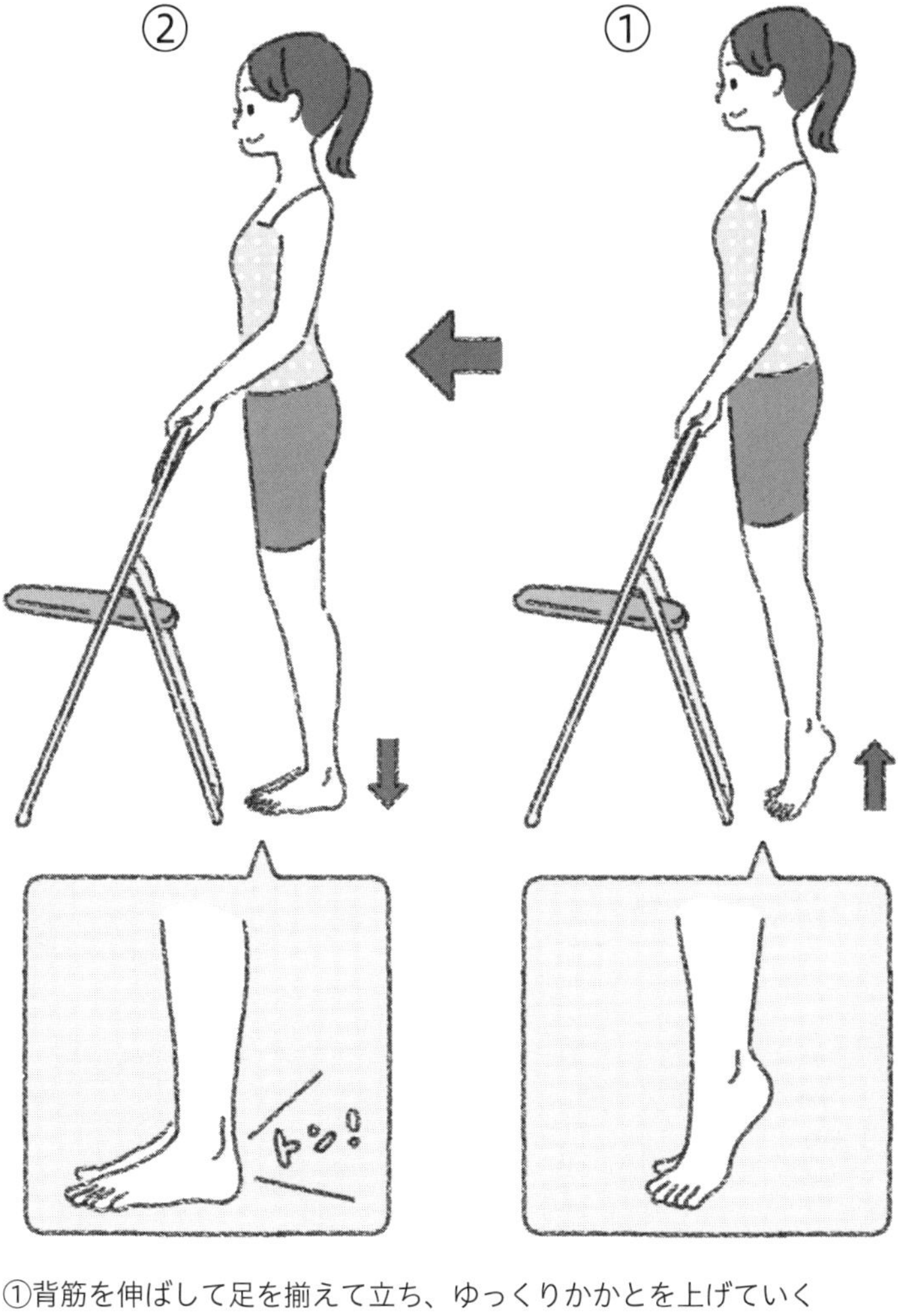

①背筋を伸ばして足を揃えて立ち、ゆっくりかかとを上げていく
②足の力を抜いて、ストンとかかとを落とす。かかとに少し衝撃を感じる程度の強さで落とすのがコツ

野菜ジュースと軽い運動で便秘知らずに

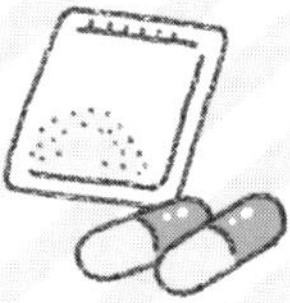

◆便秘からフレイルにつながることがある

高齢になってからの便秘は、便秘の副作用を起こす薬を服用している場合を除くと、多くが腸の機能低下によるものです。

老化によって腸管の働きが悪くなることに加え、運動不足が重なってますます腸が動かなくなる。歯が弱ることで咀嚼が大変になり、食物繊維を含む食事がとりにくくなる。食事量が少なくなっている。水分の摂取が減りがちになり、水分不足の状態になっている――こうしたことが原因となって便秘につながっていると考えられます。

また男性と比べて、便秘はもともと女性のほうがなりやすいと言われています。さらに高齢女性の便秘は、女性ホルモンのエストロゲンの減少も関係しています。

便秘か否かは日数よりも、気持ちよく排便できるかどうかで判断します。3日に1回でも、排便後にお腹がスッキリとするなら便秘を心配する必要はありません。気持ちょく出ない、しかもお腹が張ったり、痛くなったりするようであれば便秘の解消に努めましょう。

お腹が張ってガスがたまると胃を圧迫し、食欲低下からフレイルへ、となっていくことがあるので要注意です。

ただし便秘解消のため便秘薬を常用するようになると、腸の働きはますます弱くなっていきます。ですから薬に頼るよりも、生活習慣の面から便秘解消に取り組んでみてください。

◆食物繊維＋水分＋運動が大事

その際のポイントは運動と食事の工夫です。

食生活の面では、腸内細菌がしっかりと働ける環境にすることです。それには腸内細菌のエサとなる食物繊維を野菜からたっぷりとることが重要です。食物繊維には水分をためて便を軟らかくする働きもあります。

とはいえ歯が悪くなっていると噛むことが大変になり、食物繊維の豊富な野菜は食べにくいとの声もあります。そこでジューサーやミキサーを使ってジュース状にしてとるようにするとよいと思います。

リンゴをよく洗って皮つきのまま加えれば、甘みがついて飲みやすくなり、食物繊維の摂取量も増えます。乳酸菌が豊富なヨーグルトを加えたら、腸内細菌が活性化しやすくなり、カルシウムも摂れて骨粗しょう症対策にも有効です。

1回の量は少なくてよいので3食きちんと食べて胃腸を動かすこと、水分をしっかり補給することも大事にしてください。

また軽い運動でよいので、身体も毎日積極的に動かしましょう。たとえば歩く速度を少し速めた散歩、ラジオ体操などで構いません。

体力などに問題がなければウォーキングを日課にするのもお勧めですし、水中ウォーキングやエアロビクスのように水の中で行う運動は、ひざや腰などに痛みがある方に向いています。

排便がスムーズにいかないのは、腹筋や腸の筋肉が衰えていることも一因ですので、便秘解消に効果がある体操を試してみるのもよいでしょう。

「の」の字マッサージ

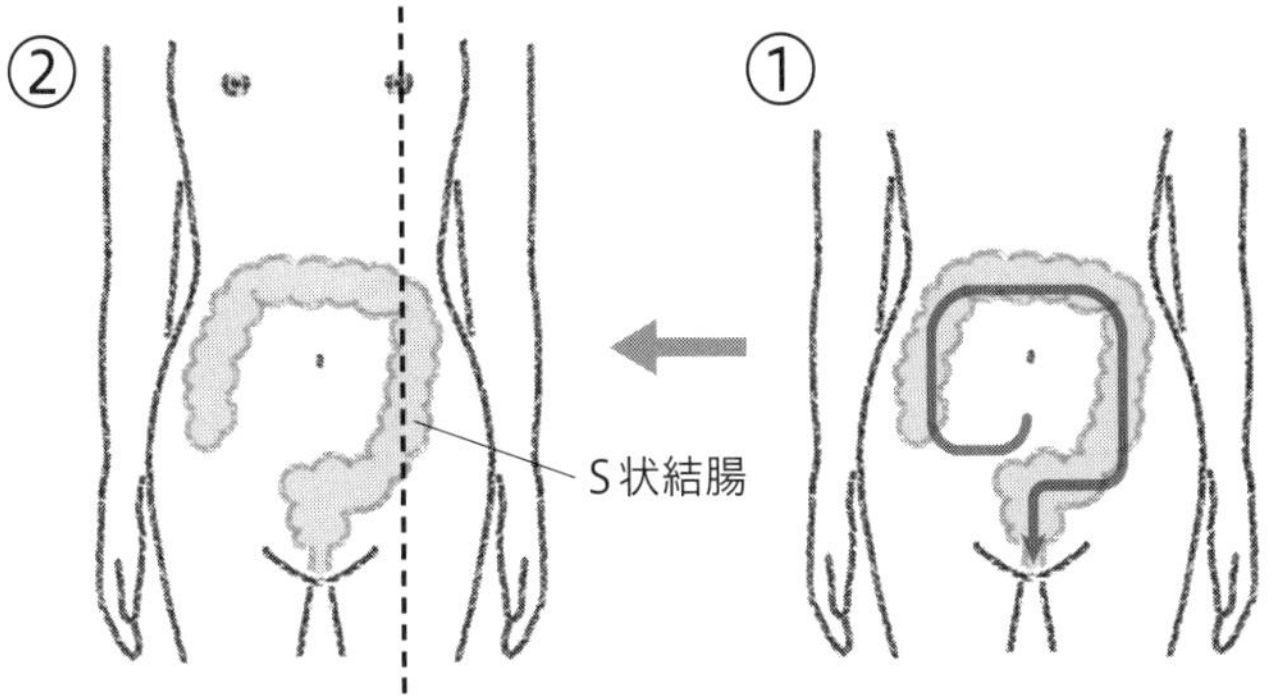

①手のひらが1～2cm沈むくらいの力加減で、おへその下→右下腹部→おへその上→左下腹部と円を描くように10回押す。
②左の腰骨の出っ張りから、やや内側下にあるS状結腸あたりを手のひら、あるいは親指の根元でゆっくり10回押す。

「仰向け」腹式呼吸

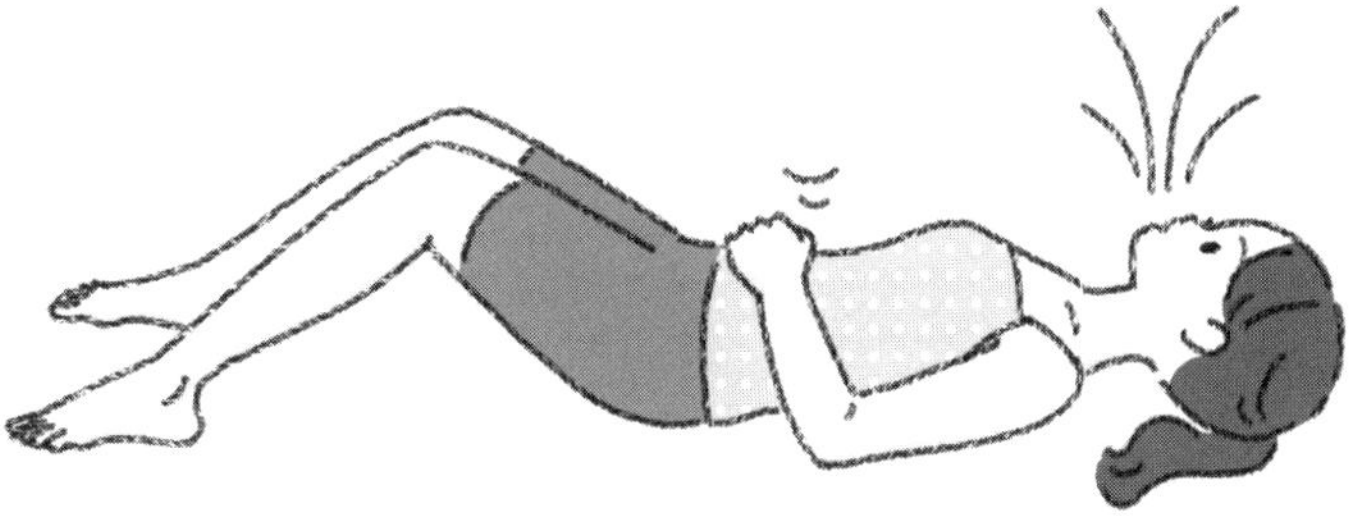

①足を肩幅ぐらいに軽く開き、手をお腹の上に置く。
②口をすぼめて、ゆっくりと息を吐きながらお腹をへこませ、そのままできるだけ長く息を吐く。
③全身の力を抜いて自然に呼吸する。これを10回繰り返す。

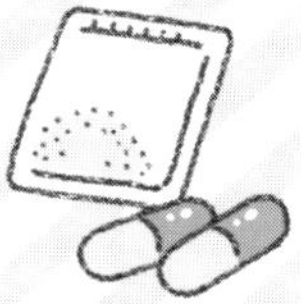

夜間頻尿には午後の散歩

◆夕方に足を動かして余分な水分を排出しておく

尿の回数が多くなり、がまんができなくて何度もトイレに行ってしまう。いわゆる頻尿ですが、これには前立腺肥大で尿道が細くなっている（男性の場合）、膀胱が過緊張状態にある過活動膀胱、骨盤底筋の筋力低下（女性の場合）などの原因があります。

前立腺肥大や過活動膀胱に関しては適切な薬を使うことで対応ができます。また骨盤底筋の筋力低下も、骨盤底筋を強くするトレーニングや運動を取り入れていくことで改善が期待できるでしょう。

頻尿で困るのは、何といっても夜間だと思います。夜中に何度もトイレに行きたくなって目が覚めてしまう夜間頻尿は、不眠の悩みとも直結してきます。

歳を重ねると、そもそも尿が膀胱にたまりやすくなります。腎臓で血液がろ過された後の不要水分や老廃物が尿ですが、一度ろ過された原尿は再び腎臓で回収されて、再度ろ過されてから膀胱へと運ばれる仕組みになっています。

高齢になって腎臓の機能が低下してくると、2度目のろ過のための原尿回収が進まず、そのまま膀胱に運ばれてしまうので、膀胱がすぐにいっぱいになり、頻繁にトイレに行きたくなるのです。

また高齢者は日中の活動量が落ちて、座りっぱなしで過ごすことが多くなります。ほぼ一日中座りっぱなしでいると水分が下半身にたまっていきます。その状態で夕食をとり、就寝のために横になると、下半身にたまった水分が環流して心臓へと戻され、水分排出のために腎臓がフル稼働して尿をつくり出します。このメカニズムが夜間の頻尿につながっていきます。

ですから夜のトイレ回数を減らすには、夕方近い午後の時間に散歩し、足をしっかり動かしておくことがポイントになります。足を使うと、ふくらはぎのポンプ機能で水分が動き、余分な水分は寝る前にどんどん尿として排泄されるので、夜間につくられる尿の量を減らすことができるからです。

夜間頻尿で困っている方は、夕方の散歩を日課にしてみてください。

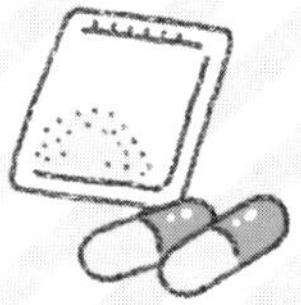

脳トレと階段の昇り降り運動が認知症を遠ざける

◆キーワードは運動とコミュニケーションと好奇心

認知症を予防するうえで大切な生活習慣は、オーソドックスですがやはり「食事と運動と脳トレ」の３つに集約されます。

１３４ページのサプリメントのところでも触れましたが、「脳によい」「脳機能を高める」などの触れ込みで宣伝されている健康食品やサプリメントは、認知症予防にはほとんど効果がありません。反対に、使われている成分や基剤がわからないことが多く、認知機能の低下といった副作用を招きかねないリスクがあります。

そう考えると、特定商品やサプリメントに頼るより、国内外の研究ですでにエビデンスが示されている方法を取り入れていくほうが安心ですし効果的です。

食事面では、栄養バランスに加えて「よく噛んで食べる」ことも大事にしましょう。よく噛んで味わって食べると、それだけでも脳への刺激になるからです。

適度な運動、とくに有酸素運動を習慣にすることも認知症を防ぐことにつながります。さまざまな研究からは、「1日30分以上の運動を週3回以上行う」ことが認知症予防に効果的であるとわかっています。

速足で歩くウォーキングのほか、家の中の階段の昇り降りを繰り返す、外に出たときも積極的に階段を使うなど、足を動かす運動を続けてみてください。踏み台昇降もお勧めです。

また脳トレも重要です。ここで言う脳トレとはパズルを解いたり、ゲームをしたりすることだけでなく、「脳を使うこと全般」を指しています。たとえば人との交流を意識して増やすことも脳トレに含まれます。対話をする、笑うなどは、脳への刺激という意味でとてもよいのです。数人で楽しむ麻雀やカラオケなどを趣味にすることも、よい脳刺激になるでしょう。

マルチタスクも脳を使うことになります。さまざまな手順や段取りを考えなくてはならない料理は最高のマルチタスクですし、誰かと会話しながらのウォーキングもマルチタスクです。運動とコミュニケーションと好奇心が、認知症を遠ざけるキーワードであることを覚えておきましょう。

◆参考文献

『看護・介護現場のための高齢者の飲んでいる薬がわかる本』（秋下雅弘・長瀬亜岐　医学書院）
『飲んでる薬、多すぎませんか？　正しい薬の飲み方・減らし方』（秋下雅弘　アートデイズ）
『薬は5種類まで　中高年の賢い薬の飲み方』（秋下雅弘　ＰＨＰ新書）
『高齢者の患者学　〝治す医療〟から〝治し支える医療〟へ』（秋下雅弘監修　アドスリー）
『高齢者の安全な薬物療法ガイドライン２０１５』（日本老年医学会編著　メジカルビュー社）

〈著者略歴〉

秋下雅弘（あきしたまさひろ）

東京大学大学院医学系研究科　老年病学教授。医学部附属病院　老年病科科長。1960年鳥取県生まれ。1985年東京大学医学部卒業。東京大学医学部老年病学教室助手、スタンフォード大学研究員、ハーバード大学研究員、杏林大学医学部助教授、東京大学大学院医学系研究科老年病学准教授などを経て現職。日本老年医学会理事長。日本老年薬学会代表理事。日本性差医学・医療学会理事長。『高齢者の安全な薬物療法ガイドライン2015』（日本老年医学会著）研究代表者。高齢者への適切な薬物使用について研究し、学会、講演会、新聞などで注意を喚起している。著書に『薬は5種類まで』（PHP新書）、『看護・介護現場のための高齢者の飲んでいる薬がわかる本』（医学書院）など。

60歳からは薬を5種類以下に減らしてボケない脳になる！

2022年10月28日　第1版第1刷発行

著　者　秋下雅弘
発行者　村上雅基
発行所　株式会社PHP研究所
京都本部　〒601-8411　京都市南区西九条北ノ内町11
〔内容のお問い合わせは〕教 育 出 版 部 ☎075-681-8732
〔購入のお問い合わせは〕普及グループ ☎075-681-8818

印刷所
製本所　大日本印刷株式会社

ISBN978-4-569-85354-3